·执业药师资格考试通关系列·

药学专业知识（一）
押题秘卷 + 精解

执业药师资格考试命题研究组　编

全国百佳图书出版单位
中国中医药出版社
·北京·

图书在版编目（CIP）数据

药学专业知识（一）押题秘卷＋精解/执业药师资格考试命题研究组编. —北京：中国中医药出版社，2021.3

执业药师资格考试通关系列

ISBN 978－7－5132－6524－9

Ⅰ.①药…　Ⅱ.①执…　Ⅲ.①药物学－资格考试－题解　Ⅳ.①R9－44

中国版本图书馆 CIP 数据核字（2020）第 223618 号

中国中医药出版社出版

北京经济技术开发区科创十三街 31 号院二区 8 号楼

邮政编码　100176

传真　010－64405721

山东临沂新华印刷物流集团有限责任公司印刷

各地新华书店经销

开本 787×1092　1/16　印张 6.75　字数 195 千字

2021 年 3 月第 1 版　2021 年 3 月第 1 次印刷

书号　ISBN 978－7－5132－6524－9

定价　49.00 元

网址　www.cptcm.com

答 疑 热 线　010－86464504

购 书 热 线　010－89535836

维 权 打 假　010－64405753

微信服务号　zgzyycbs

微商城网址　https：//kdt.im/LIdUGr

官 方 微 博　http：//e.weibo.com/cptcm

天猫旗舰店网址　https：//zgzyycbs.tmall.com

如有印装质量问题请与本社出版部联系（010－64405510）

版权专有　侵权必究

使用说明

为进一步贯彻人力资源和社会保障部、国家药品监督管理局关于执业药师资格考试的有关精神，配合新版考试大纲的实施，满足广大考生学习、备考和能力提升的需求，顺利通过国家执业药师资格考试，我们组织高等医药及中医药院校相关学科的优秀教师团队，依据国家执业药师资格认证中心最新考试大纲（第八版）编写了《执业药师资格考试通关系列》丛书。

本书含6套标准试卷，紧扣最新版考试大纲，科学反映医药学科发展，根据历年真卷筛选重要考点，严格测算考点分布，结合考情变化精选试题，设计试卷，力求让考生感受到最真实的执业药师资格考试命题环境，使考生在备考时和临考前能够全面了解自身对知识的掌握情况，做到查缺补漏、有的放矢。在本书最后，对部分相对较难的考题附有解析，方便考生对照复习。通过6套试卷的练习，考生可熟悉考试形式、掌握考试节奏、适应考试题量、巩固薄弱环节，确保顺利通过考试。

目 录

■ 药学专业知识（一）押题秘卷（一）（共 10 页）

■ 药学专业知识（一）押题秘卷（二）（共 10 页）

■ 药学专业知识（一）押题秘卷（三）（共 10 页）

■ 药学专业知识（一）押题秘卷（四）（共 10 页）

■ 药学专业知识（一）押题秘卷（五）（共 10 页）

■ 药学专业知识（一）押题秘卷（六）（共 10 页）

■ 药学专业知识（一）押题秘卷答案与解析（共 30 页）

试卷标识码:

执业药师资格考试

药学专业知识（一）
押题秘卷（一）

考生姓名：_____

准考证号：_____

工作单位：_____

一、最佳选择题

答题说明

共40题,每题1分。每题的备选项中,只有1个最符合题意。

1. 下面有关药物血浆半衰期的叙述,不正确的是
   A. 血浆半衰期是血浆药物浓度下降一半的时间
   B. 血浆半衰期的大小能反映体内药量的消除速度
   C. 一次给药后,经过5个 $t_{1/2}$ 体内药量已基本消除
   D. 可依据 $t_{1/2}$ 大小调节或决定给药的间隔时间
   E. 一级代谢动力学血浆药物半衰期与原血药浓度有关

2. 关于药物动力学参数表观分布容积(V)的说法正确的是
   A. 表观分布容积是体内药量与血药浓度间的比例常数,单位通常是 L 或 L/kg
   B. 特定患者的表观分布容积是一个常数,与服用药物无关
   C. 表观分布容积通常与体内血容量相关,血容量越大,表观分布容积就越大
   D. 特定药物的表观分布容积是一个常数,所以特定药物的常规临床剂量是固定的
   E. 亲水性药物的表观分布容积往往超过体液的总体积

3. 《中国药典》(二部)中规定,"贮藏"项下的冷藏是指
   A. 不超过20℃
   B. 避光并不超过20℃
   C. 0～5℃
   D. 2～10℃
   E. 10～30℃

4. 喹诺酮类药物影响儿童对钙离子吸收的结构因素是
   A. 1位上的脂肪烃基
   B. 6位的氟原子
   C. 3位的羧基和4位的羰基
   D. 7位的脂肪杂环
   E. 1位氮原子

5. 某药静脉注射经2个半衰期后,其体内药量为原来的
   A. 1/2
   B. 1/4
   C. 1/8
   D. 1/16
   E. 1/32

6. 甲氨蝶呤不具有以下哪种性质
   A. 对二氢叶酸还原酶有很强的抑制作用
   B. 结构中含有两个羧基
   C. 大剂量引起中毒时,可用亚叶酸钙解救
   D. 为嘌呤类抗代谢物
   E. 在强酸中不稳定,可发生水解而失去活性

7. 阿托品对心脏、血管、平滑肌、腺体及中枢神经功能都有影响的原因是
   A. 给药剂量过大
   B. 药物选择性低
   C. 给药途径不当
   D. 药物副作用太大
   E. 病人对药物敏感性过高

8. 磺胺甲噁唑和甲氧苄啶的作用机制为
   A. 两者都作用于二氢蝶酸合成酶
   B. 两者都作用于二氢叶酸还原酶
   C. 前者作用于二氢蝶酸合成酶,后者作用于二氢叶酸还原酶
   D. 前者作用于二氢叶酸还原酶,后者作用于二氢蝶酸合成酶
   E. 两者都干扰细菌对叶酸的摄取

9. 在水溶液中不稳定,临用时需现配的药物是
   A. 盐酸普鲁卡因
   B. 盐酸氯胺酮
   C. 盐酸氯丙嗪
   D. 青霉素钠
   E. 硫酸阿托品

10. 具有1,2-苯并噻嗪结构的药物是
    A. 美洛昔康
    B. 萘丁美
    C. 萘普生

D. 依托度酸

E. 酮洛芬

11. 影响药物胃肠道吸收的生理因素不包括

A. 胃肠液成分与性质

B. 胃肠道蠕动

C. 循环系统

D. 药物在胃肠道中的稳定性

E. 胃排空速率

12. 一级动力学的特点,不正确的是

A. 血中药物转运或消除速率与血中药物浓度成正比

B. 药物半衰期与血药浓度无关,是恒定值

C. 常称为恒比消除

D. 绝大多数药物都按一级动力学消除

E. 少部分药物按一级动力学消除

13. 药物经皮吸收的主要途径是

A. 透过完整表皮进入真皮和皮下组织,被毛细血管和淋巴管吸收入血

B. 通过汗腺进入真皮和皮下组织,被毛细血管和淋巴管吸收入血

C. 通过皮肤毛囊进入真皮和皮下组织,被毛细血管和淋巴管吸收入血

D. 通过皮脂腺进入真皮和皮下组织,被毛细血管和淋巴管吸收入血

E. 透过完整表皮进入真皮层,并在真皮积蓄发挥治疗作用

14. 可通过干扰肝细胞代谢功能产生毒性作用的是

A. 青霉素

B. 四环素

C. 大环内酯

D. 胺碘酮

E. 地塞米松

15. 以下对"停药反应"的表述中,不正确的是

A. 属于药物的不良反应

B. 调整机体功能的药物不容易出现此类反应

C. 又称回跃反应或反跳

D. 长期应用某种药物,突然停药后出现原有疾病加剧的现象

E. 临床对这类药物如需停药,应逐步减量以免发生危险

16. 儿童使用第一代抗组胺药时,相比成年人易产生较强镇静作用,该现象称为

A. 药物选择性

B. 耐受性

C. 依赖性

D. 高敏性

E. 药物特异性

17. 具有苯羟胺结构的药物是

A. 麻黄碱

B. 奎宁

C. 阿托品

D. 可待因

E. 吗啡

18. β受体阻滞药与利尿药合用后降压作用大大增强,这种现象称为

A. 增敏作用

B. 拮抗作用

C. 相加作用

D. 增强作用

E. 协同作用

19. 不能用于液体药剂矫味剂的是

A. 泡腾剂

B. 消泡剂

C. 芳香剂

D. 胶浆剂

E. 甜味剂

20. 连续用药较长时间,药效逐渐减弱,需加大剂量才能出现药效的现象称为

A. 耐药性

B. 耐受性

C. 成瘾性

D. 习惯性

E. 快速耐受性

21. 药品生产日期为2016年10月20日,有效期两年,则有效期标注为

A. 有效期至2018年10月19日

B. 有效期至2018年10月20日

C. 有效期至2018年10月21日

D. 有效期至2018年09月19日

E. 有效期至2018年09月20日

22. 是天然的他汀类药物,分子中存在内酯结构,体外无HMG-CoA还原酶抑制作用,水解开环后

有 3,5 - 二羟基羧酸的是
   A. 辛伐他汀
   B. 氟伐他汀
   C. 阿托伐他汀
   D. 瑞舒伐他汀
   E. 洛伐他汀

23. 利多卡因在体内代谢如下,其发生的第 I 相生化转化反应是

   A. O - 脱烷基化
   B. N - 脱烷基化
   C. N - 氧化
   D. C - 环氧化
   E. S - 氧化

24. 将药物制成不同剂型的目的和意义不包括
   A. 改变药物的作用性质
   B. 调节药物的作用速度
   C. 降低药物的不良反应
   D. 改变药物的构型
   E. 提高药物的稳定性

25. 关于脂质体特点和质量要求的说法,正确的是
   A. 脂质体的药物包封率通常应在 10% 以下
   B. 药物制备成脂质体,提高药物稳定性的同时增加了药物毒性
   C. 脂质体具有靶向性和淋巴定向性,还具有细胞亲和性与组织相容性
   D. 脂质体形态为封闭多层囊状物,贮存稳定性好,不易产生渗漏现象
   E. 脂质体是理想的靶向抗肿瘤药物载体,但只适用于亲脂性药物

26. 艾司唑仑的化学结构式是

   A.

B. [结构式]

C. [结构式]

D. [结构式]

E. [结构式]

27. 有关外源性过敏原叙述正确的是
    A. 主要来自β-内酰胺抗生素在生物合成时带入的残留量的蛋白多肽类杂质
    B. 来自生产、贮存和使用过程中β-内酰胺环开环自身聚合
    C. 是一种高分子聚合物
    D. 不会引起过敏
    E. 青霉噻唑基是一种外源性过敏原

28. 根据药物作用机制分析,下列药物作用属于非特异性作用机制的是
    A. 阿托品阻断M受体而缓解胃肠平滑肌痉挛
    B. 阿司匹林抑制环氧酶而解热镇痛
    C. 硝苯地平阻断Ca^{2+}通道而降血压
    D. 氢氯噻嗪抑制肾小管Na^+-Cl^-转运体产生利尿作用
    E. 碳酸氢钠碱化尿液而促进弱酸性药物的排泄

29. 下列关于冷冻干燥的正确表述是
    A. 冷冻干燥所出产品质地疏松,加水后迅速溶解
    B. 冷冻干燥是在真空条件下进行,所出产品不利于长期储存
    C. 冷冻干燥应在水的三相点以上的温度与压力下进行
    D. 冷冻干燥过程是水分由固变液而后由液变气的过程
    E. 黏度大的样品较黏度小的样品容易进行冷冻干燥

30. 药物的内在活性是指
    A. 药物穿透生物膜的能力
    B. 药物脂溶性的强弱
    C. 药物水溶性的大小
    D. 药物与受体亲和力的高低
    E. 药物与受体结合后,激动受体产生效应的能力

31. 既有第一信使特征,也有第二信使特征的药物分子是
    A. 钙离子
    B. 神经递质
    C. 环磷酸腺苷
    D. NO
    E. 生长因子

32. 氨苄西林或阿莫西林注射溶液不能和磷酸盐类药物配伍使用,是因为
    A. 发生β-内酰胺开环,生成青霉酸
    B. 发生β-内酰胺开环,生成青霉醛酸
    C. 发生β-内酰胺开环,生成青霉醛
    D. 发生β-内酰胺开环,生成2,5-吡嗪二酮
    E. 发生β-内酰胺开环,生成聚合产物

33. 盐酸雷尼替丁的化学结构是

A. [结构式]

B. [结构式]

C. [结构式]

D. [structure]

E. [structure]

34. 治疗指数是指
    A. LD_{50}/ED_{99}
    B. LD_5/ED_{95}
    C. LD_5/ED_{99}
    D. LD_1/ED_{95}
    E. LD_{50}/ED_{50}

35. 下列不属于遗传因素对药效学影响的是
    A. 改变药物作用靶点的反应性
    B. 影响作用部位药物的浓度
    C. 改变药物作用靶点的敏感性
    D. 下游信号分子的遗传多态性
    E. 改变受体对药物的反应性

36. 在乳剂型软膏基质中常加入羟苯酯类（尼泊金类），其作用为
    A. 增稠剂
    B. 稳定剂
    C. 防腐剂
    D. 吸收促进剂
    E. 乳化剂

37. 关于热原耐热性的错误表述是
    A. 60℃加热1小时热原不受影响
    B. 100℃加热热原也不会发生热解
    C. 180℃加热3~4小时可使热原彻底破坏
    D. 250℃加热30~45分钟可使热原彻底破坏
    E. 400℃加热1分钟可使热原彻底破坏

38. 与药物剂量和本身药理作用无关、不可预测的药物不良反应是
    A. 副作用
    B. 首剂效应
    C. 后遗效应
    D. 特异质反应
    E. 继发反应

39. 注射用水和纯化水的检查项目的主要区别是
    A. 酸碱度
    B. 热原
    C. 氯化物
    D. 氨
    E. 硫酸盐

40. 在药物分子中引入下列基团后可使亲水性增加的是
    A. 硫原子
    B. 卤素
    C. 烃基
    D. 羟基
    E. 烷氧基

二、配伍选择题

答题说明

共60题，每题1分。题目分为若干组，每组题目对应同一组备选项，备选项可重复选用，也可不选用。每题只有1个备选项最符合题意。

[41~43]
A. 调节 pH
B. 赋形剂
C. 调节渗透压
D. 稳定剂
E. 抑菌剂

注射用辅酶 A 的无菌冻干制剂中加入下列物质其作用是
41. 水解明胶为
42. 甘露醇为
43. 半胱氨酸为

[44~46]
A. 表观分布容积
B. 肠-肝循环
C. 生物半衰期
D. 生物利用度
E. 首过效应

44. 体内药量与血药浓度间的一个比例常数是
45. 药物被吸收进入血液循环的速度与程度称为
46. 体内药量或血药浓度下降一半所需要的时间称为

[47~49]
A. 阿司匹林
B. 磺胺甲噁唑
C. 卡托普利
D. 奎尼丁
E. 两性霉素 B

47. 可引起急性肾小管坏死的药物是
48. 可引起中毒性表皮坏死的药物是
49. 可引起尖端扭转性室性心动过速的药物是

[50~51]
A. 特异性反应
B. 停药反应
C. 副作用
D. 首剂效应
E. 特殊毒性

50. "沙利度胺治疗妊娠呕吐导致无肢胎儿"属于
51. 服用阿托品治疗胃肠绞痛出现口干等症状,该不良反应是

[52~54]
A. 油相
B. 乳化剂
C. 等渗调节剂
D. pH 调节剂
E. 抑菌剂

52. 大豆磷脂在静脉注射用脂肪乳剂的作用是
53. 精制豆油在静脉注射用脂肪乳剂的作用是
54. 甘油在静脉注射用脂肪乳剂的作用是

[55~56]
A. 药品
B. 药品名称
C. 药品化学名
D. 药品商品名
E. 国际非专利药品名称

55. 世界卫生组织(WHO)推荐使用的药品名称是
56. 每个企业应有的,不得冒用、顶替别人的药品名称是

[57~59]
A. $C = \dfrac{k_0}{kV}(1 - e^{-kt})$
B. $C = Ae^{-at} + Be^{-\beta t}$
C. $C = Ne^{-k_s t} + Le^{-\alpha t} + Me^{-\beta t}$
D. $\lg C = -\dfrac{k}{2.303}t + \lg C_0$
E. $C = \dfrac{k_a F X_0}{V(k_a - k)}(e^{-kt} - e^{-k_a t})$

57. 双室模型静脉注射给药血药浓度时间关系式
58. 单室模型静脉滴注给药,体内血药浓度与时间的关系式
59. 单室模型静脉注射给药,体内血药浓度随时间变化关系式

[60~62]
A. 对映异构体之间产生相反的活性
B. 对映异构体之间产生不同类型的药理活性
C. 对映异构体中一个有活性,一个没有活性
D. 对映异构体之间具有等同的药理活性和强度
E. 对映异构体之间具有相同的药理活性,但强弱不同

下列药物的异构体之间
60. 抗组胺药异丙嗪
61. 抗过敏药氯苯那敏
62. 抗生素氯霉素

[63~64]
A. C_{max}
B. T_{max}
C. AUC
D. $t_{1/2}$
E. C_{ss}

63. 达峰时间是
64. 曲线下面积是

[65~66]
A. $F = \dfrac{AUC_{(po)}/Dose_{(po)}}{AUC_{(iv)}/Dose_{(iv)}} \times 100\%$

B. $F_r = \dfrac{AUC_{(T)}/Dose_{(T)}}{AUC_{(R)}/Dose_{(R)}} \times 100\%$

C. $C_{av} = \dfrac{X_0}{kV\tau}$

D. $MRT = \dfrac{AUMC}{AUC}$

E. $Cl = \dfrac{(X_0)_{iv}}{(AUC)_{iv}}$

65. 绝对生物利用度公式
66. 相对生物利用度公式

[67~69]
 A. 量反应
 B. 停药反应
 C. 副反应
 D. 变态反应
 E. 质反应

67. 平滑肌舒缩反应的测定称为
68. 反跳反应又称为
69. 过敏反应又称为

[70~71]
 A. 静脉注射
 B. 直肠给药
 C. 皮内注射
 D. 皮肤给药
 E. 口服给药

70. 用于导泻时硫酸镁的给药途径是
71. 用于降血压时硫酸镁的给药途径是

[72~73]
 A. α受体
 B. β_1受体
 C. β_2受体
 D. N_2受体
 E. N_1受体

72. 心肌上的肾上腺素受体主要是
73. 支气管平滑肌上的肾上腺素受体主要是

[74~76]
 A. 血浆蛋白结合率
 B. 血脑屏障
 C. 肠-肝循环
 D. 淋巴循环
 E. 胎盘屏障

74. 决定药物游离型和结合型浓度的比例,既可影响药物体内分布也能影响药物代谢和排泄的因素是
75. 影响脂肪、蛋白质等大分子物质转运,可使药物避免肝脏首过效应而影响药物分布的因素是
76. 减慢药物体内排泄、延长药物半衰期,会让药物在血药浓度-时间曲线上产生双峰现象的因素是

[77~80]
 A. 近曲小管
 B. 肾小球
 C. 髓袢
 D. 集合管
 E. 远曲小管

77. 氨基糖苷类抗生素和抗恶性肿瘤药对肾脏的损害主要是
78. 头孢菌素类、万古霉素、别嘌醇的主要靶部位是
79. 溴隐亭、甲氨蝶呤的主要靶部位是
80. 解热镇痛抗炎药的主要靶部位是

[81~82]
 A. 肠-肝循环
 B. 血脑屏障
 C. 胎盘屏障
 D. 首过效应
 E. 胆汁排泄

81. 脑组织对外来物质有选择地摄取的能力称为
82. 在母体循环系统与胎儿循环系统之间存在着

[83~84]
 A. 泡腾栓剂
 B. 渗透泵栓剂
 C. 凝胶栓剂
 D. 双层栓剂
 E. 微囊栓剂

83. 主要以速释为目的的栓剂是
84. 既有速释又有缓释作用的栓剂是

[85~87]
A. 温度30℃±2℃、相对湿度35%±5%的条件进行试验
B. 温度30℃±2℃、相对湿度35%±2%的条件进行试验
C. 温度25℃±2℃、相对湿度60%±5%的条件下进行,时间为6个月
D. 在温度5℃±3℃的条件下放置12个月
E. 温度25℃±2℃、相对湿度60%±10%的条件(北方气候)下放置12个月

85. 一般加速试验的试验条件是
86. 对温度特别敏感的药物制剂加速试验的试验条件是
87. 长期试验对温度特别敏感的药品加速试验的试验条件是

[88~90]
A. pK_a
B. ED_{50}
C. LD_{50}
D. IgE
E. HLB

88. 用于评价药物急性毒性的参数是
89. 用于评价药物脂溶性的参数是
90. 用于评价表面活性剂性质的参数是

[91~93]
A. 更昔洛韦
B. 盐酸伐昔洛韦
C. 阿昔洛韦
D. 泛昔洛韦
E. 阿德福韦酯

91. 含新戊酸酯结构的前体药物是
92. 含缬氨酸结构的前体药物是
93. 在肠壁吸收后可代谢生成喷昔洛韦的前体药物是

[94~95]
A. 静脉注射
B. 肌内注射
C. 皮内注射
D. 皮下注射
E. 脊椎注射

94. 起效最快的是
95. 水溶液、油溶液、混悬液、乳浊液均可注射的是

[96~97]
A. 己烯雌酚
B. 雄烯二酮
C. 雌二醇
D. 黄体酮
E. 达那唑

96. 属于雄甾烷类的药物是
97. 属于雌甾烷类的药物是

[98~100]
A. 对乙酰氨基酚
B. 舒林酸
C. 赖诺普利
D. 缬沙坦
E. 氢氯噻嗪

98. 分子中含有酸性的四氮唑基团,可与氨氯地平组成复方用于治疗原发性高血压的药物是
99. 分子中含有甲基亚砜基需经代谢生成甲硫基后才有生物活性的药物是
100. 在体内代谢过程中,少部分可由细胞色素P450氧化醇系统代谢为具有肝毒性乙酰亚胺醌代谢物的药物是

三、综合分析选择题

答题说明

共10题,每题1分。题目分为若干组,每组题目基于同一个临床情景、病例、实例或者案例的背景信息逐题展开。每题的备选项中,只有1个最符合题意。

[101~104]
患者,男,45岁。晨起乏力,关节疼痛。自行服用布洛芬缓释胶囊症状没有改善。就诊后,诊断为类风湿关节炎。经过综合治疗后症状有所缓解。
101. 关于布洛芬,叙述错误的是
A. 化学名为2-(4-异丁基苯基)丙酸

B. 芳基丙酸类非甾体抗炎药
C. 药理作用主要来自 $S(+)$ 异构体
D. 市面上使用的是布洛芬的 $S(+)$ 异构体
E. 甲基的引入可以提高抗炎作用、降低毒性

102. 口服缓控释制剂的特点不包括
    A. 可减少给药次数
    B. 可提高病人的服药顺应性
    C. 可避免或减少血药浓度的峰谷现象
    D. 有利于降低肝脏首过效应
    E. 有利于降低药物的毒性作用

103. 胶囊剂不需要检查的项目是
    A. 装量差异
    B. 崩解时限
    C. 硬度
    D. 水分
    E. 外观

104. 临床上用于治疗类风湿关节炎的药物除了非甾体抗炎药外,还有甾体激素类抗炎药,如氢化可的松。下列对氢化可的松叙述错误的是
    A. 孕甾烷类
    B. 肾上腺皮质激素类
    C. 将氢化可的松分子中的 C21-羟基进行酯化可得到氢化可的松的前体药物
    D. 在 9α 位引入氟,抗炎作用增大,但盐代谢作用不变
    E. 1 位没有双键

[105~107]
默沙东公司决定在全球范围内召回用于治疗风湿关节炎的药物万络。万络,又名罗非昔布片,能够缓解疼痛,用于治疗骨关节炎症及原发性痛经等。据专家透露,该药会增加患者心脏病及中风的发生概率。美国 FDA 药物安全声称,大剂量的服用该药物,患心肌梗死和心脏猝死的危险增加了三倍。

105. 副作用是在哪种剂量下产生的不良反应
    A. 最小有效量
    B. 治疗剂量
    C. 中毒剂量
    D. 阈剂量
    E. 极量

106. 结构中含有酰胺键的药物是
    A. 阿司匹林
    B. 对乙酰氨基酚
    C. 塞来昔布
    D. 别嘌醇
    E. 双氯芬酸

107. 临床上用于治疗心律失常的药物中,属于 Ⅰc 类,延缓传导的抗心律失常药物是
    A. 普萘洛尔
    B. 盐酸普鲁卡因胺
    C. 盐酸普罗帕酮
    D. 盐酸利多卡因
    E. 盐酸维拉帕米

[108~110]
患者,男,47 岁。因工作原因饮食不规律,生活压力大、情绪紧张导致失眠多梦,服用艾司唑仑片。一日工作时感到胃部疼痛,面色苍白,送往急诊接受治疗。诊断为出血性胃溃疡。

108. 下列叙述中与艾司唑仑不符的是
    A. 母核为 1,4-苯并二氮杂
    B. 含有三氮唑环且环上无甲基取代
    C. 其作用比地西泮强十倍
    D. 主要用于各种焦虑症
    E. 加入三唑环,会使活性增加

109. 奥美拉唑的作用机制是
    A. 组胺 H_1 受体拮抗剂
    B. 组胺 H_2 受体拮抗剂
    C. 质子泵抑制剂
    D. 乙酰胆碱酯酶抑制剂
    E. 磷酸二酯酶抑制剂

110. 可作片剂的水溶性润滑剂的是
    A. 滑石粉
    B. 十二烷基硫酸钠(SDS)
    C. 淀粉
    D. 羧甲基淀粉钠(CMS-Na)
    E. 预胶化淀粉

四、多项选择题

答题说明

共10题,每题1分。每题的备选项中,有2个或2个以上符合题意,错选、少选均不得分。

111. 下列辅料中,属于油溶性抗氧剂的有
  A. 焦亚硫酸钠
  B. 生育酚(维生素E)
  C. 叔丁基对羟基茴香醚
  D. 二丁甲苯酚
  E. 硫代硫酸钠

112. 结构中具有三氮唑结构的药物包括
  A. 艾司唑仑
  B. 佐匹克隆
  C. 唑吡坦
  D. 三唑仑
  E. 阿普唑仑

113. 使用包合技术可以
  A. 提高药物的溶解度
  B. 掩盖药物的不良气味
  C. 使液体药物粉末化,减少挥发成分的损失
  D. 增加药物的刺激性
  E. 提高药物稳定性

114. 《中国药典》的正文内容有
  A. 性状
  B. 鉴别
  C. 检查
  D. 含量测定
  E. 贮藏

115. 第二信使包括
  A. Ach
  B. Ca^{2+}
  C. cGMP
  D. 三磷酸肌醇
  E. cAMP

116. 药物代谢中的第Ⅰ相生物转化包括
  A. 氧化反应
  B. 还原反应
  C. 水解反应
  D. 结合反应
  E. 羟基化反应

117. 以下哪些是药物变态反应的特点
  A. 机体受药物刺激所发生的异常免疫反应
  B. 常见于过敏体质患者
  C. 药物过敏状态的形成有一定的潜伏期
  D. 停药后反应逐渐消失,再用时可能再发
  E. 反应性质与药物原有效应和剂量无关

118. 使华法林钠代谢减慢,半衰期延长的药物有
  A. 奥美拉唑
  B. 甲硝唑
  C. 氯霉素
  D. 西咪替丁
  E. 选择性5-羟色胺再摄取抑制药

119. 基因多态性导致的药效学差异有哪些
  A. 华法林活性降低
  B. 胰岛素耐受性
  C. 血管紧张素Ⅰ转化酶抑制药疗效降低
  D. 乙醛脱氢酶与乙醇脱氢酶异常
  E. 乙酰化作用

120. 药物作用昼夜节律机制有哪些
  A. 组织敏感性机制
  B. 受体机制
  C. 补体机制
  D. 药动学机制
  E. 药效学机制

试卷标识码:

执业药师资格考试

药学专业知识（一）
押题秘卷（二）

考生姓名：_____

准考证号：_____

工作单位：_____

一、最佳选择题

答题说明

共40题,每题1分。每题的备选项中,只有1个最符合题意。

1. 下列剂型中,既可内服又能外用的是
   A. 肠溶片剂
   B. 颗粒剂
   C. 胶囊剂
   D. 混悬剂
   E. 糖浆剂

2. 属于化学不稳定性的是
   A. 药物光解、异构化
   B. 药物颗粒结块、结晶生长
   C. 乳剂的分层、破裂
   D. 胶体制剂的老化
   E. 片剂崩解度、溶出速度的改变

3. 色谱法用于定量的参数是
   A. 峰面积
   B. 保留时间
   C. 保留体积
   D. 峰宽
   E. 死时间

4. 盐酸普鲁卡因与生物大分子的键合形式不包括
   A. 范德华力
   B. 疏水性相互作用
   C. 共价键
   D. 偶极-偶极作用
   E. 静电引力

5. 以下关于药物解离度与吸收的关系说法正确的是
   A. 酸性药物在胃中解离,药物吸收量增加
   B. 酸性药物在胃中几乎不解离,药物吸收量增加
   C. 碱性药物在胃中吸收增加
   D. 碱性药物在胃中不解离,药物吸收量增加
   E. 酸性药物在小肠吸收增加

6. 不属于药物的官能团化反应的是
   A. 醇类的氧化反应
   B. 芳环的羟基化反应
   C. 胺类的N-脱烷基化反应
   D. 氨基的乙酰化反应
   E. 醚类的O-脱烷基化反应

7. 分子中含有吲哚环和托品醇,对中枢和外周神经

8. 5-HT$_3$受体具有高选择性拮抗作用的药物是
   A. 盐酸托烷司琼
   B. 盐酸昂丹司琼
   C. 格拉司琼
   D. 盐酸帕洛诺司琼
   E. 盐酸阿扎司琼

9. 盐酸哌替啶含有
   A. 吗啡喃结构
   B. 苯吗喃结构
   C. 哌啶结构
   D. 氨基酮结构
   E. 环己基胺结构

9. 化学结构如下的药物是

   A. H₁受体阻滞药
   B. H₂受体阻滞药
   C. 胃黏膜保护剂
   D. 抗胆碱能的抑制胃酸药
   E. 质子泵抑制剂

10. 血管紧张素转化酶(ACE)抑制药卡托普利的化学结构是

11. 对药物利伐沙班的表述不正确的是
   A. 与磺达肝素钠或者肝素的本质区别在于它需要抗凝血酶Ⅲ参与
   B. 进食对 AUC 或 C_{max} 无明显影响
   C. 吸收迅速, T_{max} 为 2～4 小时
   D. 吗啉酮部分的氧化降解和酰胺键的水解是主要的生物转化部位
   E. 临床用于择期髋关节或膝关节置换手术成年患者,以预防静脉血栓(VTE)形成

12. 艾司佐匹克隆的化学结构是

13. 关于片剂特点的说法,错误的是
   A. 用药剂量相对准确,服用方便
   B. 易吸潮,稳定性差
   C. 幼儿及昏迷患者不易吞服
   D. 种类多,运输携带方便,可满足不同临床需要
   E. 易于机械化、自动化生产

14. 关于糖浆剂的错误表述是
   A. 糖浆剂系指含药物或芳香物质的浓蔗糖水溶液
   B. 含蔗糖量应不低于85%(g/mL)
   C. 糖浆剂应澄清
   D. 药材提取物糖浆剂,允许有少量摇之易散的沉淀

E. 必要时可添加适量乙醇、甘油和其他多元醇作稳定剂

15. 亲水性凝胶骨架片的材料为
   A. 羟丙基甲基纤维素
   B. 聚乙烯
   C. 硅橡胶
   D. 蜡类
   E. 乙基纤维素

16. 造成裂片和顶裂的原因错误的是
   A. 压力分布的不均匀
   B. 颗粒中细粉太多
   C. 颗粒过干
   D. 弹性复原率大
   E. 硬度不够

17. 制备易氧化药物注射剂应加入的抗氧剂是
   A. 碳酸氢钠
   B. 焦亚硫酸钠
   C. 氯化钠
   D. 依地酸钠
   E. 枸橼酸钠

18. 下列对中药注射剂质量规定的表述错误的是
   A. 处方中全部药味均应作主要成分的鉴别
   B. 可选用能鉴别处方药味的特征图谱
   C. 注射剂中所含成分应基本清楚
   D. 中药注射剂应控制工艺过程可能引入的其他杂质
   E. 同一批号成品的色泽不必保持一致

19.《中国药典》规定的注射用水应该是
   A. 无热原的蒸馏水
   B. 蒸馏水
   C. 灭菌蒸馏水
   D. 去离子水
   E. 反渗透法制备的水

20. 经皮给药制剂的类型中不包括
   A. 凝胶
   B. 栓剂
   C. 涂剂
   D. 透皮贴片
   E. 乳膏

21. 下列对油脂性基质软膏剂临床应用的表述错误的是
   A. 保护、滋润皮肤,并对皮肤有保温作用
   B. 保护创面、促进肉芽生长、恢复上皮和消炎收敛作用,适用于分泌物不多的浅表性溃疡
   C. 防腐杀菌、软化痂皮
   D. 用作腔道黏膜给药途径制剂
   E. 忌用于糜烂渗出性及分泌物较多的皮损

22. 滴眼剂的质量要求中,与注射剂的质量要求不同的是
   A. 有一定的pH
   B. 与泪液等渗
   C. 无菌
   D. 澄明度符合要求
   E. 无热原

23. 胃排空速率快时,下列药物吸收会减少的是
   A. 水杨酸盐
   B. 阿司匹林
   C. 地西泮
   D. 左旋多巴
   E. 红霉素

24. 关于药物在胃肠道的吸收描述正确的是
   A. 胃肠道分为三个主要部分:胃、小肠和大肠,而大肠是药物吸收的主要部位
   B. 弱碱性药物如麻黄碱、苯丙胺在十二指肠以下吸收较差
   C. 主动转运很少受pH的影响
   D. 弱酸性药物如水杨酸,在胃中吸收较差
   E. 胃肠道的pH从胃到大肠逐渐下降

25. 当药物的血浆蛋白结合率较高时,则
   A. 血浆中游离药物浓度也高
   B. 药物难以透过血管壁向组织分布
   C. 可以通过肾小球滤过
   D. 可以经肝脏代谢
   E. 药物跨血脑屏障分布较多

26. 关于单室模型单剂量血管外给药的错误表述是
   A. $C-t$ 公式为双指数方程
   B. 达峰时间与给药剂量 X_0 成正比
   C. 峰浓度与给药剂量 X_0 成正比
   D. 曲线下面积与给药剂量 X_0 成正比
   E. 由残数法可求药物的吸收速度常数 k_a

27. 为喷昔洛韦前体药物的是
   A. 阿昔洛韦

B. 泛昔洛韦
C. 更昔洛韦
D. 伐昔洛韦
E. 阿德福韦酯

28. 关于生物利用度的说法不正确的是
    A. 是指药物被吸收进入血液循环的速度与程度
    B. 生物利用度分为绝对生物利用度和相对生物利用度
    C. 生物利用度应该用 C_{max}、T_{max} 和 AUC 三个指标全面地评价
    D. 生物利用度的吸收程度可用血药浓度-时间曲线下面积 AUC 来表示
    E. 与给药剂量和途径无关

29. 选择性 COX-2 抑制剂罗非昔布产生心血管不良反应的原因是
    A. 选择性抑制 COX-2，同时也抑制 COX-1
    B. 阻断前列环素（PGI_2）的生成但不能抑制血栓素（TXA_2）的生成
    C. 选择性抑制 COX-2，但不能阻断前列环素（PGI_2）的生成
    D. 选择性抑制 COX-2，同时阻断前列环素（PGI_2）的生成
    E. 阻断前列环素（PGI_2）生成，同时抑制血栓素（TXA_2）的生成

30. 胰岛素激活胰岛素受体发挥药效的作用机制
    A. 作用于受体
    B. 影响酶的活性
    C. 影响细胞离子通道
    D. 干扰核酸代谢
    E. 补充体内物质

31. 糖尿病患者应用胰岛素控制血糖，判断空腹血糖昼夜规律恢复正常的指标是
    A. 指末血糖正常
    B. 血糖波动范围正常
    C. 尿钾排泄节律
    D. 尿糖正常
    E. 餐后血糖正常

32. 生理依赖性又称
    A. 药物滥用
    B. 精神依赖性
    C. 躯体依赖性

D. 交叉依赖性
E. 药物耐受性

33. 阿司匹林引起消化系统毒性反应最常见的是
    A. 溃疡
    B. 出血
    C. 穿孔
    D. 呕吐
    E. 腹痛

34. 在哪个时间第二次给药，可产生药物作用的蓄积
    A. 作用残留时间
    B. 最大效应时间
    C. 起效时间
    D. 第一次给药时间
    E. 疗效维持时间

35. 非线性药物动力学的特征是
    A. 药物的生物半衰期与剂量无关
    B. 其他可能竞争酶或载体系统的药物，影响其动力学过程
    C. 稳态血药浓度与给药剂量成正比
    D. 药物代谢物的组成、比例不因剂量变化而变化
    E. 药物的消除呈现一级动力学特征

36. 下列关于搽剂的规定，说法错误的是
    A. 搽剂在贮藏时，乳状液若出现油相与水相分离，经振摇后应能重新形成乳状液
    B. 搽剂应遮光，密闭贮存
    C. 搽剂不可加在绒布或其他柔软物料上使用
    D. 以水或稀乙醇为溶剂的搽剂一般应检查相对密度、pH
    E. 以油为溶剂的搽剂应无酸败变质现象，并应检查折光率

37. 不能除去热原的方法是
    A. 高温法
    B. 酸碱法
    C. 冷冻干燥法
    D. 吸附法
    E. 反渗透性

38. 关于抗抑郁药氟西汀性质的说法，正确的是
    A. 氟西汀为三环类抗抑郁药物
    B. 氟西汀为选择性的中枢 5-HT 重摄取抑制剂
    C. 氟西汀体内代谢物无抗抑郁活性

D. 氟西汀口服吸收较差
E. 氟西汀结构中不具有手性中心

39. **按抗肿瘤作用机制划分,环磷酰胺属于**
A. 抗代谢物
B. 生物烷化剂
C. 金属配合物
D. 抗有丝分裂物
E. 酶抑制剂

40. **有关药品包装材料叙述错误的是**

A. 药品的包装材料可分别按使用方式、材料组成及形状进行分类
B. Ⅰ类药包材指直接接触药品且直接使用的药品包装用材料、容器
C. Ⅱ类药包材指直接接触药品,但便于清洗,在实际使用过程中,经清洗后需要并可以消毒灭菌的药品包装用材料、容器
D. 输液瓶铝盖、铝塑组合盖属于Ⅱ类药包材
E. 塑料输液瓶或袋属于Ⅰ类药包材

二、配伍选择题

答题说明

共60题,每题1分。题目分为若干组,每组题目对应同一组备选项,备选项可重复选用,也可不选用。每题只有1个备选项最符合题意。

[41~43]
A. 一般杂质,特殊杂质
B. 无机杂质,有机杂质
C. 生产中杂质,贮藏中杂质
D. 普通杂质,有害杂质
E. 生物杂质,化学杂质

41. 杂质按结构分为
42. 杂质按是否有害分为
43. 杂质按来源分为

[44~46]
A. 对药品贮存与保管的基本要求
B. 用规定方法测定有效成分含量
C. 分为安全性、有效性、均一性和纯度等内容
D. 判别药物的真伪
E. 记叙药物的外观、臭、味、溶解度以及物理常数等

44. 检查是
45. 贮藏是
46. 含量测定是

[47~50]
A. 硝酸咪康唑
B. 酮康唑
C. 氟康唑
D. 伊曲康唑
E. 特康唑

47. 分子结构中具有1个咪唑环,无二氧戊环的药物是
48. 分子结构中具有1个咪唑环和1个二氧戊环的药物是
49. 分子结构中具有2个三氮唑环,无二氧戊环的药物是
50. 分子结构中具有2个三氮唑环和1个二氧戊环的药物是

[51~54]
A. 提高化合物的脂溶性,增加脂水分配系数
B. 影响药物分子的电荷分布,增加与受体的电性结合作用
C. 化合物的水溶性和解离度增加,不易通过生物膜,导致生物活性减弱,毒性降低
D. 一方面增加药物分子的水溶性,另一方面可能会与受体发生氢键结合,增强与受体的结合力,改变生物活性
E. 一方面显示碱性,易与核酸或蛋白质的酸性基团成盐;另一方面含有未共用电子对氮原子,又是较好的氢键接受体,能与多种受体结合,表现出多样的生物活性

51. 药物结构中的羟基对生物活性的影响是
52. 药物结构中的烃基对生物活性的影响是
53. 药物结构中的磺酸基对生物活性的影响是
54. 药物结构中的卤素对生物活性的影响是

[55~57]
A. 用于治疗支气管哮喘和鼻炎
B. 用于过敏性疾病,包括儿童过敏性鼻炎、季节性过敏性鼻炎和慢性荨麻疹等
C. 用于减轻季节性过敏性鼻炎和慢性特发性荨麻疹引起的症状
D. 用于过敏性鼻炎和荨麻疹,也可用于神经性皮炎,有心脏毒性,可致心律失常等
E. 用于治疗季节性过敏性鼻炎、常年性过敏性鼻炎及荨麻疹、寒冷性荨麻疹等

55. 特非那定的临床应用是
56. 咪唑斯汀的临床应用是
57. 非索非那定的临床应用是

[58~59]
A. 阿司匹林
B. 布洛芬
C. 吲哚美辛
D. 双氯芬酸钠
E. 对乙酰氨基酚

58. 结构中不含有羧基的药物是
59. 结构中含有二氯苯胺基的药物是

[60~62]

60. 缬沙坦的化学结构是
61. 厄贝沙坦的化学结构是
62. 瑞舒伐他汀的化学结构是

[63~65]
A. 甲氨蝶呤
B. 巯嘌呤
C. 吉西他滨
D. 长春瑞滨
E. 去氧氟尿苷

63. 属于胞嘧啶抗代谢物的药物是
64. 属于嘌呤类抗代谢物的药物是
65. 属于叶酸类抗代谢物的药物是

[66~68]
A. 潜溶剂
B. 助悬剂
C. 防腐剂
D. 助溶剂
E. 增溶剂

66. 苯扎溴铵在外用液体制剂中作为
67. 碘化钾在碘酊中作为
68. 为了增加甲硝唑溶解度,使用水-乙醇混合溶剂作为

[69~71]
A. 静脉滴注
B. 椎管注射
C. 肌内注射
D. 皮下注射
E. 皮内注射

下述剂量所对应的给药方法是
69. 不超过10mL需用
70. 1~5mL需用
71. 0.2mL以下需用

[72~73]
A. 注射用水
B. 矿物质水
C. 饮用水
D. 灭菌注射用水
E. 纯化水

72. 在制剂制备中,常用作注射剂和滴眼剂溶剂的是
73. 在临床使用,用作注射用无菌粉末溶剂的是

[74~75]
A. 氟利昂
B. 可可豆脂
C. 月桂氮䓬酮
D. 司盘85
E. 硬脂酸镁

74. 气雾剂中作稳定剂的是
75. 软膏剂中作透皮促进剂的是

[76~77]
A. 半衰期($t_{1/2}$)
B. 表观分布容积(V)
C. 药物浓度时间曲线下面积(AUC)
D. 清除率(C)
E. 达峰时间(T_{max})

76. 某药物具有非线性消除的药动学特征,其药动学参数中,随着给药剂量增加而减小的是
77. 反映药物在体内吸收速度的药动学参数是

[78~81]
A. 副作用
B. 继发反应
C. 后遗反应
D. 停药反应
E. 变态反应

78. 因失眠睡前服用苯巴比妥钠100mg,第二天上午呈现"宿醉"现象,这属于
79. 因肺炎需注射青霉素,结果皮试反应呈强阳性,这属于药物的
80. 长期使用四环素等药物患者发生鹅口疮属于
81. 与药物的治疗目的无关且难以避免的是

[82~84]
A. 激动药
B. 竞争性拮抗药
C. 部分激动药
D. 非竞争性拮抗药
E. 拮抗药

82. 使激动药与受体结合的量效曲线右移,最大反应降低的是
83. 使激动药与受体结合的量效曲线右移,最大反应不变的是
84. 与受体有亲和力,内在活性强的是

[85~86]
A. 给药后作用达到最大值的时间
B. 给药后到完全消失的时间
C. 药物发生疗效以前的潜伏期
D. 给药开始到时-效曲线下降的时间
E. 从起效时间开始到时-效曲线下降到与有效效应线再次相交点之间的时间

85. 关于起效时间的说法中,正确的是
86. 关于疗效维持时间的说法中,正确的是

[87~89]
A. 长期使用一种受体的激动药后,该受体对激动药的敏感性下降
B. 长期使用一种受体的激动药后,该受体对激动药的敏感性增加
C. 长期应用受体拮抗药后,受体数量或受体对激动药的敏感性增加
D. 受体对一种类型受体激动药的反应下降,对

其他类型受体激动药的反应也不敏感

E. 受体只对一种类型受体激动药的反应下降,而对其他类型受体激动药的反应不变

87. 受体脱敏表现为
88. 受体增敏表现为
89. 同源脱敏表现为

[90~91]
A. 氨曲南
B. 克拉维酸
C. 哌拉西林
D. 亚胺培南
E. 舒巴坦

90. 属于青霉烷砜类抗生素的是
91. 属于碳青霉烯类抗生素的是

[92~94]
A. 清除率
B. 表观分布容积
C. 双室模型
D. 单室模型
E. 房室模型

92. 从血液或血浆中清除药物的速率或效率的药学参数是
93. 药物分布速率比较大的中央室与分布较慢的周边室是

94. 按照房室概念建立起来的,用以说明药物在体内吸收、分布、代谢、排泄过程特征的是

[95~97]
A. pD_2
B. pA_2
C. C_{max}
D. α
E. TI

95. 反映药物内在活性大小的是
96. 反映激动药与受体的亲和力大小的是
97. 反映竞争性拮抗药对其受体激动药的拮抗强度的是

[98~100]
A. 来曲唑
B. 依托泊苷
C. 卡莫氟
D. 紫杉醇
E. 顺铂

98. 作用于纺锤体的抗肿瘤药物是
99. 作用于芳香化酶的抗肿瘤药物是
100. 作用于DNA拓扑异构酶Ⅱ的抗肿瘤药物是

三、综合分析选择题

答题说明

共10题,每题1分。题目分为若干组,每组题目基于同一个临床情景、病例、实例或者案例的背景信息逐题展开。每题的备选项中,只有1个最符合题意。

[101~104]

患者,男,10岁。因火灾重度烧伤,医生为其静脉注射吗啡作为镇痛药缓解患者疼痛。手术过程中医生为其静脉滴注芬太尼。手术成功后,患者注射吗啡的剂量逐渐减小,并用对乙酰氨基酚片剂替代。

101. 吗啡及合成镇痛药均具镇痛活性,是因为
A. 具有相似的疏水性
B. 具有相似的构型
C. 具有相同的药效构象
D. 具有相似的化学结构

E. 具有相似的电性性质

102. 下列具有4-苯胺基哌啶结构的镇痛药是
A. 右丙氧芬
B. 酒石酸布托啡诺
C. 盐酸曲马多
D. 枸橼酸芬太尼
E. 盐酸美沙酮

103. 下列有关注射剂特点的叙述,不正确的是
A. 药效迅速、作用可靠,药物不受胃肠的影响,无首过效应
B. 适用于不能口服药物的患者

C. 适用于不宜口服的药物
D. 产生局部定位作用
E. 给药方便且安全性高

104. 治疗后期,使用对乙酰氨基酚代替吗啡对疾病进行控制的原因是
   A. 吗啡有致依赖性,属于管制药品
   B. 吗啡的毒副作用较大
   C. 吗啡属于致幻药,长期使用会出现幻觉
   D. 吗啡具有致敏性,一部分人会对其过敏
   E. 吗啡属于精神药品,滥用会导致精神不振

[105~108]
表面活性剂是液体制剂中常见的一种添加剂,它常用于难溶药物的增溶、油的乳化等。表面活性剂种类繁多,不同种类的表面活性剂的作用也不尽相同。

105. 可用于酸性和碱性溶液杀菌剂的表面活性剂是
   A. 阴离子型表面活性剂
   B. 阳离子型表面活性剂
   C. 非离子型表面活性剂
   D. 阴离子型表面活性剂与非离子型表面活性剂的等量混合物
   E. 阴阳离子型表面活性剂等量混合物

106. 可用于静脉注射用的表面活性剂为
   A. 油酸钠
   B. 聚氧乙烯烷基醚
   C. 卵磷脂
   D. 十二烷基硫酸钠
   E. 脂肪酸山梨坦80

107. 关于不同HLB值的表面活性剂用途的错误表述为
   A. W/O乳化剂最适范围为3~8

B. 去污剂最适宜范围为13~16
C. 润湿剂与铺展剂最适范围为7~9
D. 大部分消泡剂最适范围为5~8
E. O/W乳化剂最适范围为8~16

108. 下述不能增加药物溶解度的方法是
   A. 加入助溶剂
   B. 加入非离子表面活性剂
   C. 制成盐类
   D. 应用潜溶剂
   E. 加入助悬剂

[109~110]
哮喘患者呼吸道阻力增加,通气功能下降,并呈现昼夜节律性变化,夜晚或清晨气道阻力增加时,即可诱发哮喘。另外,有些平喘药物自身在药动学和药效学方面也有昼夜节律的差异,因此有必要利用疾病及药物的昼夜节律特点,合理分配每个剂量,以有效地控制病情。

109. $β_2$受体激动药可采取哪种给药方法
   A. 晨高夜低
   B. 晨低夜高
   C. 晨低夜低
   D. 晨高夜高
   E. 药物剂量没有明显变化

110. 下列关于特布他林的使用剂量正确的是
   A. 08:00时口服10mg,20:00时口服10mg
   B. 08:00时口服5mg,14:00时口服5mg,22:00时口服5mg
   C. 08:00时口服5mg,20:00时口服10mg
   D. 08:00时口服10mg,20:00时口服5mg
   E. 10:00时口服10mg

四、多项选择题

答题说明

共10题,每题1分。每题的备选项中,有2个或2个以上符合题意,错选、少选均不得分。

111. 药用辅料的一般要求应包括
   A. 必须符合药用要求
   B. 对人体无毒害作用
   C. 化学性质稳定,不与主药及其他辅料发生作用
   D. 残留溶剂、微生物限度应符合要求
   E. 注射用药用辅料的热原或细菌内毒素、无菌等应符合要求

112. 药物对 CYP450 的抑制作用会
    A. 使其他同时使用的药物的代谢降低和减少
    B. 导致体内 CYP450 的活性降低
    C. 放大同服药物的生物活性
    D. 增加药物的毒副作用
    E. 产生严重的药物相互作用
113. 下列属于抗血栓药物的是
    A. 香豆素类
    B. 凝血酶抑制药
    C. 凝血因子 X_a 抑制药
    D. 血小板二磷酸腺苷受体阻滞药
    E. 糖蛋白 $GPⅡ_b/Ⅲ_a$ 受体阻滞药
114. 提高药物制剂稳定性的方法有
    A. 制备稳定的衍生物
    B. 制成盐类、酯类
    C. 制成固体制剂
    D. 制成微囊
    E. 制成包合物
115. 有关影响药物分布的因素,表述正确的是
    A. 药物分布与药物和血浆蛋白结合的能力无关
    B. 淋巴循环可使药物不通过肝脏从而避免首过效应
    C. 可借助微粒给药系统产生靶向作用
    D. 药物穿过毛细血管壁的速度快慢,主要取决于血液循环的速度
    E. 药物与蛋白结合可作为药物贮库
116. 药物的作用机制包括
    A. 影响酶的活性
    B. 干扰核酸代谢
    C. 影响生理活性物质及其转运
    D. 影响机体免疫功能
    E. 影响细胞膜离子通道
117. 药物引起的肝损害类型主要包括
    A. 脂肪肝
    B. 肝坏死
    C. 胆汁淤积
    D. 纤维化
    E. 肝硬化
118. 主动扩散具有的特征是
    A. 借助载体进行转运
    B. 不消耗能量
    C. 有饱和状态
    D. 有结构和部位专属性
    E. 由高浓度向低浓度转运
119. 下列哪些输液是血浆代用液
    A. 碳水化合物的输液
    B. 静脉注射脂肪乳剂
    C. 复方氨基酸输液
    D. 右旋糖酐注射液
    E. 羟乙基淀粉注射液
120. 原形与代谢产物均具有抗抑郁作用的药物有
    A. 舍曲林
    B. 文拉法辛
    C. 氟西汀
    D. 帕利哌酮
    E. 阿米替林

试卷标识码:

执业药师资格考试

药学专业知识（一）
押题秘卷（三）

考生姓名：_____

准考证号：_____

工作单位：_____

一、最佳选择题

答题说明

共40题,每题1分。每题的备选项中,只有1个最符合题意。

1. 若测得某一级降解的药物在25℃时,k为0.02108/h,则其有效期为
   A. 50h
   B. 20h
   C. 5h
   D. 2h
   E. 0.5h

2. 有关药物剂型中无菌制剂的分类方法是
   A. 按给药途径分类
   B. 按分散系统分类
   C. 按制法分类
   D. 按形态分类
   E. 按药物种类分类

3. 关于药物制剂稳定性的说法,错误是
   A. 运用化学动力学原理可以研究制剂中药物的降解速度
   B. 药物直接稳定性影响因素试验包括高温试验、高湿试验和强光照射试验
   C. 药物制剂稳定性主要研究药物制剂的物理稳定性
   D. 加速试验条件:温度(40±2)℃、相对湿度75%±5%的条件下放置6个月
   E. 长期试验在温度(25±2)℃、相对湿度60%±10%的条件(北方气候)下放置12个月,或在温度(30±2)℃、相对湿度65%±5%的条件(南方气候)下放置12个月

4. 《中国药典》规定通过气体生成反应来进行鉴别的药物是
   A. 吗啡
   B. 尼可刹米
   C. 氢化可的松
   D. 盐酸四环素
   E. 肾上腺素

5. 有机化学中最常见的非共价作用形式是
   A. 偶极-偶极相互作用
   B. 离子-偶极相互作用
   C. 氢键
   D. 疏水性相互作用
   E. 范德华引力

6. 地西泮与奥沙西泮的化学结构比较,奥沙西泮的极性明显大于地西泮的原因是
   A. 奥沙西泮的分子中存在酰胺基团
   B. 奥沙西泮的分子中存在烃基
   C. 奥沙西泮的分子中存在氟原子
   D. 奥沙西泮的分子中存在羟基
   E. 奥沙西泮的分子中存在氨基

7. 在药物分子中引入哪项基团可使分子的脂溶性增加
   A. 羧基
   B. 卤素
   C. 羟基
   D. 巯基
   E. 磺酸基

8. 下列哪项不是影响药物毒性作用机体方面的因素
   A. 药物的结构与理化性质
   B. 营养条件
   C. 年龄
   D. 性别
   E. 遗传因素

9. 关于常用的氨基醚类H_1受体阻滞药的表述错误的是
   A. 氯马斯汀分子中含有2个手性中心,对受体有着立体选择性
   B. 盐酸苯海拉明能竞争性阻断组胺H_1受体而产生抗组胺作用
   C. 茶苯海明口服吸收迅速完全,血浆蛋白结合率高
   D. 司他斯汀口服吸收快,30分钟内起效
   E. 茶苯海明可用于肿瘤化疗引起的恶心呕吐

10. 以下哪个药物不属于烷化剂类抗肿瘤药物
    A. 美法仑
    B. 白消安
    C. 噻替哌
    D. 异环磷酰胺
    E. 氟尿嘧啶

11. 艾司奥美拉唑(埃索美拉唑)是奥美拉唑的S型异构体,其与奥美拉唑的R型异构体之间的关系是

A. 具有不同类型的药理活性
B. 具有相同的药理活性和作用持续时间
C. 在体内经不同细胞色素酶代谢
D. 一个有活性,另一个无活性
E. 一个有药理活性,另一个有毒性作用

12. **具有噻唑烷二酮结构的药物有**
    A. 盐酸吡格列酮
    B. 格列美脲
    C. 米格列醇
    D. 瑞格列奈
    E. 二甲双胍

13. 雄烯二酮的化学结构是

    A. [结构图]
    B. [结构图]
    C. [结构图]
    D. [结构图]
    E. [结构图]

14. **普通片剂的崩解时限要求为**
    A. 15 分钟
    B. 30 分钟
    C. 45 分钟
    D. 60 分钟
    E. 120 分钟

15. 液体制剂常用的附加剂中,碘化钾的作用是
    A. 增溶
    B. 着色
    C. 乳化
    D. 矫味
    E. 助溶

16. 生物技术药物制剂主要剂型为
    A. 片剂
    B. 丸剂
    C. 胶囊剂
    D. 注射剂
    E. 膜剂

17. 既可以局部使用,也可以发挥全身疗效且能避免肝脏首过效应的剂型是
    A. 口服溶液剂
    B. 颗粒剂
    C. 贴剂
    D. 片剂
    E. 泡腾片剂

18. 关于药物吸收的说法,正确的是
    A. 临床上大多数脂溶性小分子药物的吸收过程是主动转运
    B. 药物的亲脂性会影响药物的吸收,脂水分配系数小的药物吸收较好
    C. 需立即产生作用的药物,如止痛药,胃排空延迟会影响药效的及时发挥
    D. 固体药物粒子越大,溶出越快,吸收越好
    E. 食物会减少药物的吸收,药物均不能与食物同服

19. 可作为体内药物浓度可靠指标的是
    A. 尿药浓度
    B. 血清药物浓度
    C. 血浆药物浓度
    D. 唾液药物浓度
    E. 肌肉药物浓度

20. **关于双室模型的说法不正确的是**
    A. 双室模型由周边室和中央室构成
    B. 中央室药物分布速率比较大
    C. 药物在中央室和周边室之间进行可逆转运
    D. 药物消除发生在外周室
    E. 周边室代表血流供应较少的组织

21. 研究 TDM 的临床意义**不包括**
    A. 指导临床合理用药
    B. 确定合并用药的原则
    C. 研究治疗无效的原因
    D. 用于药物过量中毒的诊断

E. 作为医疗差错或事故的鉴定依据及评价患者用药依从性的手段

22. **不需**进行血药浓度监测的药物是
   A. 长期用药
   B. 治疗指数大、毒性反应小的药物
   C. 具非线性动力学特征的药物
   D. 个体差异大的药物
   E. 特殊用药人群

23. 以静脉注射给药为标准参比制剂求得的生物利用度称为
   A. 静脉生物利用度
   B. 相对生物利用度
   C. 绝对生物利用度
   D. 生物利用度
   E. 参比生物利用度

24. 假设药物消除符合一级动力学过程,问多少个 $t_{1/2}$ 药物消除 99.9%
   A. $4t_{1/2}$
   B. $6t_{1/2}$
   C. $8t_{1/2}$
   D. $10t_{1/2}$
   E. $12t_{1/2}$

25. 关于药物代谢的**错误**表述是
   A. 药物代谢是药物在体内发生化学结构变化的过程
   B. 参与药物代谢的酶通常分为微粒体酶系和非微粒体酶系
   C. 通常代谢产物比原药物的极性小、水溶性差
   D. 药物代谢主要在肝脏进行,也有一些药物肠道代谢率很高
   E. 代谢产物比原药物更易于从肾脏排泄

26. 对连续多次用药时选择用药的间隔时间有参考意义的是
   A. 作用残留时间
   B. 最少有效量
   C. 疗效维持时间
   D. 半数有效量
   E. 效价强度

27. 具有阻断多巴胺 D_2 受体活性和抑制乙酰胆碱酶活性,且无致心律失常不良反应的促胃动力药物是
   A. 多潘立酮
   B. 西沙必利
   C. 伊托必利
   D. 莫沙必利

E. 甲氧氯普胺

28. "药品不良反应"的正确概念是
   A. 因使用药品导致患者死亡
   B. 因使用药品导致患者住院或住院时间延长或显著的伤残
   C. 药物治疗过程中出现的不良临床事件
   D. 治疗期间所发生的任何不利的医疗事件
   E. 正常使用药品出现与用药目的无关的或意外的有害反应

29. 长期应用广谱抗生素,使敏感细菌被杀灭,而非敏感细菌(如厌氧菌、真菌)大量繁殖,造成二重感染,上述事例中所发生的不良反应属于
   A. 副作用
   B. 毒性作用
   C. 继发性反应
   D. 变态反应
   E. 特异质反应

30. 下列**不属于**时-效曲线衍生出的药理学基本概念的是
   A. 起效时间
   B. 最小有效量
   C. 最大效应时间
   D. 疗效维持时间
   E. 作用残留时间

31. 在一定范围内,增加药物剂量或浓度,其效应强度随之增加,但效应增至最大时,继续增加剂量或浓度,效应不能再上升,称之为
   A. 效价强度
   B. 半数有效量
   C. 效能
   D. 最大效果
   E. 阈剂量

32. **不属于**受体特性的是
   A. 多样性
   B. 可逆性
   C. 特异性
   D. 饱和性
   E. 持久性

33. 下列哪项药物**不会**引起消化系统毒性作用
   A. 非甾体抗炎药
   B. 糖皮质激素
   C. 抗凝药
   D. 阿托品
   E. 利尿药呋塞米

34. 根据药物不良反应的性质分类,药物产生毒性作用的原因是
   A. 给药剂量过大
   B. 药物效能较高
   C. 药物效价较高
   D. 药物选择性较低
   E. 药物代谢较慢

35. 关于铁剂的服用时间,哪个时间段吸收效果最好
   A. 10:00
   B. 19:00
   C. 12:00
   D. 8:00
   E. 22:00

36. 属于对因治疗的药物作用方式的是
   A. 胰岛素降低糖尿病患者的血糖
   B. 阿司匹林治疗感冒引起的发热
   C. 硝苯地平降低高血压患者的血压
   D. 硝酸甘油缓解心绞痛的发作
   E. 青霉素治疗脑膜炎奈瑟菌引起的流行性脑脊髓膜炎

37. 以下有关特异质反应的叙述中,最准确的是
   A. 发生率较高
   B. 少数特异体质患者对某些药物反应异常敏感
   C. 与剂量相关
   D. 潜伏期较长
   E. 由抗原抗体的相互作用引起

38. 下列关于散剂的临床应用与注意事项,说法错误的是
   A. 内服散剂一般为细粉,以便儿童以及老人服用
   B. 内服散剂服用后半小时内不可进食
   C. 服用剂量过大时应分次服用以免引起呛咳
   D. 服用不便的中药散剂可加蜂蜜调和送服或装入胶囊吞服
   E. 对于温胃止痛的散剂需用温开水送服

39. 华法林钠 R-异构体代谢产物如何排出体外
   A. 肾脏
   B. 粪便
   C. 肝脏
   D. 呼吸道
   E. 汗液

40. 在体内(R)异构体可转化为(S)异构体的药物是
   A. [结构式]
   B. [结构式]
   C. [结构式]
   D. [结构式]
   E. [结构式]

二、配伍选择题

答题说明

共60题,每题1分。题目分为若干组,每组题目对应同一组备选项,备选项可重复选用,也可不选用。每题只有1个备选项最符合题意。

[41~43]
   A. 采用棕色瓶密封包装
   B. 冷冻干燥
   C. 制备过程中充入氮气
   D. 处方中加入 EDTA 钠盐
   E. 调节溶液的 pH

41. 所制备的药物溶液对热极为敏感,应采取的避免氧化的方式是

42. 为避免氧气的存在而加速药物的降解,应采取的避免氧化的方式是

43. 为避免光照射加速药物的氧化,应采取的避免氧化的方式是

[44~45]
   A. USP
   B. BP

C. JP
D. ChP
E. EP

44. 美国药典的缩写为
45.英国药典的缩写为

[46~48]
A. 磷霉素
B. 克林霉素
C. 甲硝唑
D. 呋喃妥因
E. 替硝唑

46. 含有吡咯烷结构的药物是
47. 含有环氧结构的药物是
48. 含有咪唑烷二酮结构的药物是

[49~50]
A. 左氧氟沙星
B. 盐酸乙胺丁醇
C. 利巴韦林
D. 齐多夫定
E. 氯霉素

49. 结构中含有一个手性碳原子,有两个光学异构体的药物是
50. 结构中含有两个手性碳原子,有四个异构体的药物是

[51~53]
A. 用于荨麻疹、过敏性鼻炎和皮肤瘙痒等皮肤、黏膜变态反应性疾病
B. 用于治疗由组胺引起的各种过敏性疾病
C. 用于治疗支气管哮喘
D. 用于防治晕动症
E. 防治哮喘和支气管痉挛

51. 酮替芬的临床应用为
52. 司他斯汀的临床应用为
53. 盐酸苯海拉明的临床应用为

[54~55]
A. 异构化
B. 水解
C. 聚合
D. 脱羧
E. 氧化

54. 对氨基水杨酸钠转化为间氨基酚属于
55. 氨苄西林钠的水溶液在贮存过程中失效属于

[56~59]
A. 影响叶酸代谢
B. 影响胞浆膜的通透性
C. 抑制细菌细胞壁的合成
D. 抑制蛋白质合成的全过程
E. 抑制核酸合成

56. 磺胺的抗菌机制是
57. 多黏菌素的抗菌机制是
58. 氨基糖苷类抗菌药的抗菌机制是
59. β-内酰胺类抗菌药的抗菌机制是

[60~63]
A. 头孢氨苄
B. 头孢克洛
C. 头孢呋辛
D. 头孢匹罗
E. 头孢曲松

60. C-3位为氯原子,亲脂性强,口服吸收好的药物是

61. C-3位含有酸性较强的杂环,可通过血脑屏障,用于脑部感染治疗的药物是
62. C-3位含有季铵基团,能迅速穿透细菌细胞壁的药物是
63. C-3位含有氨基甲酸酯基团的药物是

[64~66]
A. 罗沙替丁
B. 西咪替丁
C. 雷尼替丁
D. 甲氧氯普胺
E. 法莫替丁

64. 结构中含有呋喃环的是
65. 结构中含有噻唑环的是
66. 结构中含有哌啶甲苯环的是

[67~69]
A. 极性溶剂
B. 非极性溶剂
C. 防腐剂
D. 矫味剂
E. 半极性溶剂

在液体药剂中
67. 水的作用为
68. 丙二醇的作用为
69. 苯甲酸的作用为

[70~73]
A. 纯化水
B. 灭菌蒸馏水
C. 注射用水
D. 灭菌注射用水
E. 制药用水

70. 不得用于注射剂的配制与稀释的是
71. 纯化水经蒸馏所得的水,为配制注射剂所用的溶剂的是
72. 主要用于注射用灭菌粉末的溶剂或注射液的稀释剂的是
73. 包括纯化水、注射用水与灭菌注射用水的是

[74~75]
A. 10~20滴/分
B. 24~30滴/分
C. 30~40滴/分
D. 1小时以上
E. 2小时以内

74. 静滴氧氟沙星注射液速度宜慢,宜控制在
75. 林可霉素类滴注时间要维持

[76~78]
A. 主动转运
B. 简单扩散
C. 易化扩散
D. 膜动转运
E. 滤过

76. 药物借助载体或酶促系统,消耗机体能量,从膜的低浓度向高浓度一侧转运的药物转运方式是
77. 在细胞膜载体的帮助下,由膜的高浓度一侧向低浓度一侧转运,不消耗能量的药物转运方式是
78. 药物扩散速度取决于膜两侧药物的浓度梯度、药物的脂水分配系数及药物在膜内扩散速度的药物转运方式是

[79~81]
A. 静脉注射给药
B. 肺部给药
C. 阴道黏膜给药
D. 口腔黏膜给药
E. 肌内注射给药

79. 多以气雾剂给药,吸收面积大,吸收迅速且可避免首过效应的是
80. 不存在吸收过程,可以认为药物全部被机体利用的是
81. 药物先经结缔组织扩散,再经毛细血管和淋巴进入血液循环,一般吸收程度与静注相当的是

[82~83]
A. $MRT = \dfrac{AUMC}{AUC}$
B. $C_{SS} = \dfrac{k_0}{kV}$
C. $f_{SS} = 1 - e^{-kt}$
D. $C = \dfrac{k_0}{kV}(1 - e^{-kt})$
E. $\dfrac{dX_u}{dt} = k_e \cdot X_0 e^{-kt}$

82. 单室模型静脉滴注给药过程中,稳态血药浓度的计算公式是

83. 药物在体内的平均滞留时间的计算公式是

[84~85]
A. 被动转运
B. 简单扩散
C. 载体转运
D. 主动转运
E. 膜动转运

84. 滤过属于
85. 易化扩散属于

[86~87]
A. 亲和力及内在活性都强
B. 亲和力强但内在活性弱
C. 亲和力和内在活性都弱
D. 有亲和力、无内在活性，与受体不可逆性结合
E. 有亲和力、无内在活性，与受体可逆性结合

86. 完全激动药
87. 部分激动药

[88~89]
A. 早晨
B. 中午
C. 下午
D. 早饭后
E. 夜间

88. 应用皮质激素治疗肾上腺性征异常症，什么时候予以最大剂量
89. 应用糖皮质激素治疗疾病时，什么时候给药效果好

[90~91]
A. 增加 Na^+ 摄取的能力
B. 抑制 Na^+ 的摄取
C. 抑制骨骼肌-受体
D. 抑制 Ca^{2+} 通道
E. 抑制 Na^+-K^+-ATP 酶

90. 引发可卡因误服者严重鼻黏膜溃疡和心肌梗死的主要原因是
91. 洋地黄毒苷造成严重心律失常的主要原因是

[92~93]
A. 低血压
B. 恶心呕吐
C. 癫痫
D. 心律失常
E. 呼吸抑制

92. 静滴氧氟沙星注射液速度过快，易发生
93. 复方氨基酸滴注过快，可致

[94~96]
A. 地高辛
B. 依那普利
C. 阿司匹林
D. 苯巴比妥
E. 氯霉素

94. 抑制环氧酶的是
95. 抑制 Na^+-K^+-ATP 酶的是
96. 抑制血管紧张素转化酶的是

[97~98]

A. [结构图]
B. [结构图]
C. [结构图]
D. [结构图]
E. [结构图]

97. 卡马西平的化学结构是
98. 度洛西汀的化学结构是

[99~100]
A. 干扰核酸代谢
B. 影响酶的活性
C. 对受体的作用
D. 改变细胞周围环境的理化性质
E. 影响机体免疫功能

99. 地高辛治疗充血性心力衰竭的作用机制属于
100. 环孢素用于器官移植排斥反应的作用机制属于

三、综合分析选择题

> **答题说明**
> 共10题，每题1分。题目分为若干组，每组题目基于同一个临床情景、病例、实例或者案例的背景信息逐题展开。每题的备选项中，只有1个最符合题意。

[101~103]
患者，女，32岁。患有真菌性角膜炎，服用伊曲康唑片后效果不明显。遂去医院就诊，医生建议使用局部涂抹抗真菌眼膏同时搭配使用阿托品滴眼剂，症状有所缓解。
处方：伊曲康唑50g，淀粉50g，糊精50g，淀粉浆适量，羧甲基淀粉钠7.5g，硬脂酸镁0.8g，滑石粉0.8g，制成1000片。

101. 与抗真菌药的描述不相符的是
A. 伊曲康唑分子中有两个三唑环
B. 氟康唑分子中含有两个三氮唑环
C. 氟康唑口服吸收可达90%
D. 伏立康唑是肝药酶诱导剂
E. 伊曲康唑代谢物活性增强

102. 有关滴眼剂叙述不正确的是
A. 滴眼剂是直接用于眼部的外用液体制剂
B. 滴眼剂应与泪液等渗
C. 混悬型滴眼剂要求粒子大小大于$50\mu m$的不超过2个
D. 滴眼剂每个容器的装量不得超过10mL
E. 增加滴眼剂的黏度，使药物扩散速度减小，不利于药物的吸收

103. 在伊曲康唑片处方中，羧甲基淀粉钠的作用是
A. 填充剂
B. 崩解剂
C. 润湿剂
D. 黏合剂
E. 润湿剂

[104~106]
患者，男，49岁。近日疼痛难忍，使用中等程度的镇痛药无效，为了减轻或消除患者的痛苦。

104. 根据病情的表现，可选用
A. 地塞米松
B. 桂利嗪
C. 美沙酮
D. 对乙酰氨基酚
E. 可待因

105. 选用治疗药物的结构特征（类型）是
A. 甾体类
B. 哌嗪类
C. 氨基酮类
D. 哌啶类
E. 吗啡类

106. 该药还可用于
A. 解救吗啡中毒
B. 吸食阿片戒毒
C. 抗炎
D. 镇咳
E. 感冒发烧

[107~110]
患者，男，46岁。患有鼻窦炎，现遵医嘱服用克拉霉素胶囊。下为克拉霉素胶囊处方：克拉霉素250g；淀粉32g；低取代羟丙基纤维素（L-HPC）6g；微粉硅胶4.5g；硬脂酸镁1.5g；淀粉浆（10%）适量；制成1000粒。

107. 下列关于胶囊剂的叙述，不正确的是
A. 可将液态药物制成固体制剂
B. 可提高药物的稳定性
C. 可避免肝的首过效应
D. 可掩盖药物的不良臭味
E. 可以掩盖内容物的苦味

108. 请分析克拉霉素胶囊的处方，其中作为润滑剂并主要用于改善克拉霉素颗粒的流动性的是
A. 淀粉
B. L-HPC
C. 微粉硅胶

D. 硬脂酸镁
E. 淀粉浆

109. 克林霉素是
A. 克林霉素 C9－腙的衍生物
B. 克林霉素 C9－肟的衍生物
C. 克林霉素 C6－甲氧基的衍生物
D. 克林霉素琥珀酸乙酯的衍生物
E. 克林霉素扩环重排的衍生物

110. 在治疗幽门螺杆菌引起的消化性溃疡的二联疗法中,克拉霉素可以抑制奥美拉唑的代谢,而奥美拉唑血药浓度增高后可抑制胃酸分泌,增加克拉霉素的生物利用度和穿透胃黏膜作用。请问这两种药物合用所产生的是哪种作用
A. 相加作用
B. 增强作用
C. 增敏作用
D. 竞争性拮抗作用
E. 生理性拮抗作用

四、多项选择题

答题说明

共10题,每题1分。每题的备选项中,有2个或2个以上符合题意,错选、少选均不得分。

111. 下列属于Ⅱ类药品包装材料的有
A. 塑料输液瓶或袋
B. 输液瓶胶塞
C. 玻璃输液瓶
D. 玻璃口服液瓶
E. 输液瓶铝盖

112. 属于杂环类药物的是
A. 地西泮
B. 肾上腺素
C. 氟康唑
D. 盐酸利多卡因
E. 硝苯地平

113. 在体内去甲基代谢反应,且代谢物有活性的5－羟色胺重摄取抑制剂药物有
A. 氟西汀
B. 阿米替林
C. 西酞普兰
D. 文拉法辛
E. 舍曲林

114. 混合不均匀造成片剂含量不均匀的情况有
A. 主药量与辅料量相差悬殊时,一般不易混匀
B. 主药粒子大小与辅料相差悬殊,极易造成混合不匀
C. 粒子的形态如果比较复杂或表面粗糙,一旦混匀后易再分离

D. 当采用溶剂分散法将小剂量药物分散于大小相差较大的空白颗粒时,易造成含量均匀度不合格
E. 水溶性成分被转移到颗粒的外表面造成片剂含量不均匀

115. 影响给药方案的因素有
   A. 药物的药理活性
   B. 给药时间
   C. 药动学特性
   D. 患者的个体因素
   E. 给药剂量

116. 治疗疾病时出现药物毒性作用的原因主要有
   A. 用药剂量过高
   B. 用药时间过长
   C. 用药者为过敏体质
   D. 遗传异常时
   E. 服用错误药物

117. 注射剂的附加剂主要作用包括
   A. 增加药物溶解度
   B. 增加药物稳定性
   C. 调节渗透压、pH
   D. 抑菌

E. 减轻疼痛或刺激

118. 下列关于磺胺类药物构效关系叙述正确的是
   A. 对氨基苯磺酰胺基是必需的基本结构
   B. 芳氨基上的取代基对抑菌活性有较大的影响
   C. 磺酰胺基 N-双取代物可使抑菌作用增强
   D. 苯环被其他芳环取代或在苯环上引入其他基团,抑菌活性降低
   E. 酸性解离常数 pKa 为 6.5~7.0 时活性最强

119. 药物微囊化的特点包括
   A. 减少药物的配伍变化
   B. 使液态药物固态化
   C. 使药物与囊材形成分子胶囊
   D. 掩盖药物的不良臭味
   E. 提高药物的稳定性

120. 下列属于仿制药质量一致性评价的是
   A. 药物晶型与杂质模式研究
   B. 药品杂质分析
   C. 注射剂安全性检查
   D. 药物溶出度评价
   E. 人体生物等效性试验

试卷标识码:

执业药师资格考试

药学专业知识（一）
押题秘卷（四）

考生姓名：_____

准考证号：_____

工作单位：_____

一、最佳选择题

答题说明

共40题,每题1分。每题的备选项中,只有1个最符合题意。

1. 关于药品有效期的说法,正确的是
   A. 有效期可用加速试验预测,用长期试验确定
   B. 根据化学动力学原理,用高温试验按照药物降解1%所需的时间计算确定有效期
   C. 有效期按照药物降解50%所需时间进行推算
   D. 有效期按照 $t_{0.1} = 0.1054/k$ 公式进行推算,用影响因素试验确定
   E. 有效期按照 $t_{0.9} = 0.693/k$ 公式进行推算,用影响因素试验确定

2. 关于仿制药质量一致性评价的错误表述是
   A. 包括安全性与有效性评价
   B. 安全性的评价指标主要为药物的杂质谱
   C. 有效性的评价指标是人体生物等效性,即生物利用度的一致性评价
   D. 实现药物制剂人体生物利用度一致性的关键是药物在人体内的代谢过程
   E. 药物在人体内的吸收过程取决于药物从制剂中的溶出或释放,以及在生理条件下的溶解与渗透

3. 关于剂型的错误描述是
   A. 剂型系指为适应治疗或预防的需要而制备的不同给药形式
   B. 同一种剂型可以有不同的药物
   C. 同一药物也可制成多种剂型
   D. 剂型系指某一药物的具体品种
   E. 药物剂型必须与给药途径相适应

4. 影响药物制剂稳定性的处方因素不包括
   A. pH
   B. 广义酸碱催化
   C. 光线
   D. 溶剂
   E. 离子强度

5. 下列哪项不属于创新药质量研究
   A. 药品特性检查
   B. 药品杂质分析
   C. 注射剂安全性检查
   D. 药物溶出度评价
   E. 药品稳定性试验

6. 临床上,血药浓度监测常用的生物样品是
   A. 全血
   B. 血浆
   C. 唾液
   D. 尿液
   E. 粪便

7. 在工作中欲了解化学药物制剂各剂型的基本要求和常规检查的有关内容,需查阅的是
   A.《中国药典》二部凡例
   B.《中国药典》二部正文
   C.《中国药典》四部正文
   D.《中国药典》四部通则
   E.《临床用药须知》

8. 有机药物多数为弱酸或弱碱,在体液中只能部分解离,已解离的形式非解离的形式同时存在于体液中,当 pH = pK_a 时,分子型和离子型药物所占的比例分别为
   A. 90% 和 10%
   B. 10% 和 90%
   C. 50% 和 50%
   D. 33.3% 和 66.7%
   E. 66.7% 和 33.3%

9. 药物分子结构的改变对药物脂水分配系数影响较大,在药物的结构中引入哪种基团或原子水溶性增加
   A. 氯原子
   B. 羟基
   C. 烷氧基
   D. 烃基
   E. 硫原子

10. 酸类药物成酯后,其理化性质变化是
    A. 脂溶性增大,易离子化
    B. 脂溶性增大,不易通过生物膜
    C. 脂溶性增大,刺激性增加
    D. 脂溶性增大,易吸收
    E. 脂溶性增大,与碱性药物作用强

11. 源于地西泮活性代谢产物的药物是
    A. 氯硝西泮
    B. 劳拉西泮
    C. 艾司唑仑
    D. 奥沙西泮
    E. 硝西泮

12. 下列不属于第Ⅱ相结合反应的是
    A. O、N、S 和 C 的葡萄糖醛苷化
    B. 核苷类药物的磷酸化
    C. 儿茶酚的间位羟基形成甲氧基
    D. 酚羟基的硫酸酯化

E. 苯甲酸形成马尿酸

13. ACEI 类药物引起的不良反应中发生率较高的是
   A. 血压过低
   B. 血钾过多
   C. 咳嗽
   D. 味觉障碍
   E. 干咳

14. 起效快,体内迅速被酯酶水解,使得维持时间短的合成镇痛药物是
   A. 美沙酮
   B. 芬太尼
   C. 阿芬太尼
   D. 舒芬太尼
   E. 瑞芬太尼

15. 精神病患者在服用盐酸氯丙嗪后,若在日光强烈照射下易发生光过敏反应,产生光过敏反应的原因

   A. 氯丙嗪分子中的吩噻嗪环遇光被氧化后,与体内蛋白质发生反应
   B. 氯丙嗪分子中的硫原子遇光被氧化成亚砜,与体内蛋白质发生反应
   C. 氯丙嗪分子中的碳-氯键遇光会分解产生自由基,与体内蛋白质发生反应
   D. 氯丙嗪分子中的侧链碳原子遇光被氧化成羰基,与体内蛋白质发生反应
   E. 氯丙嗪分子中的侧链氮原子遇光被氧化成 N 氧化物,与体内蛋白质发生反应

16. 以下药物中,哪个药物对 COX-2 的抑制活性比 COX-1 的抑制活性强
   A. 吡罗昔康
   B. 布洛芬
   C. 吲哚美辛
   D. 美洛昔康
   E. 舒林酸

17. 在体内 $(-)-(R)-$ 异构体可转化为 $(+)-(S)-$ 异构体的药物是
   A.
   B.
   C.
   D.
   E.

18. 属于选择性 COX-2 抑制剂的药物是
   A. 安乃近
   B. 甲芬那酸
   C. 塞来昔布
   D. 双氯芬酸

E. 吡罗昔康

19. 阿托品在碱性水溶液中易被水解,这是因为化学结构中含有
   A. 酰胺键
   B. 酯键
   C. 酰亚胺键
   D. 环氧基
   E. 内酰胺键

20. 是属于 HMG-CoA 还原酶抑制剂,有内酯结构,属于前药,水解开环后有 3,5'-二羟基羧酸的是
   A. 普伐他汀钠
   B. 氟伐他钠
   C. 阿托伐他汀钙
   D. 瑞舒伐他汀钙
   E. 辛伐他汀

21. 为选择性 β_1 受体拮抗剂,有轻度局部麻醉作用,无内源性拟交感活性,临床用于治疗心绞痛、心律失常和高血压的药物是
   A. 拉贝洛尔
   B. 胺碘酮
   C. 索他洛尔
   D. 美托洛尔
   E. 普萘洛尔

22. 属于胰岛素增敏剂的药物是
   A. 格列本脲
   B. 瑞格列奈
   C. 二甲双胍
   D. 阿卡波糖
   E. 胰岛素

23. **不含**咪唑环的抗真菌药物是
   A. 酮康唑
   B. 克霉唑
   C. 伊曲康唑
   D. 咪康唑
   E. 噻康唑

24. 具有碳青霉烯结构的非典型 β-内酰胺抗生素是
   A. 舒巴坦
   B. 克拉维酸
   C. 亚胺培南
   D. 氨曲南
   E. 克拉霉素

25. 化学结构如下的药物符合下列哪条叙述

   A. 直接破坏 DNA 的功能而产生抗肿瘤活性
   B. 通过与雌激素竞争雌激素受体,从而用于治疗雌激素水平过高所引起的肿瘤
   C. 为强效、高选择性的 5-HT$_3$ 受体拮抗剂,可用于治疗癌症病人的恶心、呕吐症状

D. 通过抑制肿瘤细胞 DNA 的合成而发挥抗肿瘤活性

E. 与二氢睾酮竞争雄激素受体,用于治疗前列腺癌等

26. 下列有关片剂的表述错误的是
   A. 口腔贴片系指粘贴于口腔,经黏膜吸收后起局部或全身作用的片剂
   B. 舌下片系指含于口腔中缓慢溶化产生局部或全身作用的片剂
   C. 咀嚼片系指于口腔中咀嚼后吞服的片剂
   D. 泡腾片系指含有碳酸氢钠和有机酸,遇水可产生气体而呈泡腾状的片剂
   E. 阴道片系指置于阴道内使用的片剂

27. 关于散剂特点的说法,错误的是
   A. 粒径小、比表面积大
   B. 易分散、起效快
   C. 尤其适宜湿敏感药物
   D. 包装贮存、运输、携带较方便
   E. 便于婴幼儿、老人服用

28. 关于液体药剂特点的说法,错误的是
   A. 分散度大,吸收快
   B. 给药途径广泛,供内服也可外用
   C. 易引起药物的化学降解
   D. 携带、运输方便
   E. 易霉变、常需加入防腐剂

29. 关于芳香水剂的叙述错误的是
   A. 芳香水剂系指芳香挥发性药物的饱和或近饱和的水溶液
   B. 芳香挥发性药物多数为挥发油
   C. 芳香水剂可作为矫味剂、矫臭剂和分散剂使用
   D. 芳香水剂宜大量配制和久贮
   E. 芳香水剂应澄明

30. 关于经皮给药制剂的优点,错误表述是
   A. 可避免肝的首过效应
   B. 可延长药物作用时间,减少给药次数
   C. 可维持恒定的血药浓度,避免口服给药引起的峰谷现象
   D. 适用于给药剂量较大,药理作用较弱的药物
   E. 可减少个体间及个体内差异

31. 有关鼻黏膜给药的叙述不正确的是
   A. 鼻黏膜内的丰富血管和鼻黏膜的渗透性大有利于吸收
   B. 可避开肝首过效应

C. 吸收程度和速度不如静脉注射
D. 鼻腔给药方便易行
E. 多肽类药物适宜以鼻黏膜给药

32. 生物药剂学研究中的剂型因素不包括
   A. 药物的理化性质
   B. 药物的处方组成
   C. 药物的剂型及用药方法
   D. 药物的疗效和毒副作用
   E. 药物制剂的工艺过程

33. 我国《药品不良反应报告和监测管理办法》对药物不良反应的定义为
   A. 正常使用合格药品出现与用药目的无关的或意外的有害反应
   B. 因使用药品导致患者住院或住院时间延长或显著的伤残
   C. 药物治疗过程中出现的不良临床事件
   D. 因使用药品导致患者死亡
   E. 治疗期间所发生的任何不利的医疗事件

34. 某药物对组织亲和力很高,因此该药物
   A. 表观分布容积大
   B. 表观分布容积小
   C. 半衰期长
   D. 半衰期短
   E. 吸收速度常数 k_a 大

35. 患者,男,33岁。静脉注射(推注)某药,已知剂量 $X_0=500$ mg, $V=10$ L, $k=0.1 h^{-1}$, $T=10h$,该患者给药达稳态后的平均稳态血药浓度是
   A. 0.05 mg/L
   B. 0.5 mg/L
   C. 5 mg/L
   D. 50 mg/L
   E. 500 mg/L

36. 一旦停药,将发生一系列生理功能紊乱称为
   A. 欣快感
   B. 抑郁症
   C. 躁狂症
   D. 愉快满足感
   E. 戒断综合征

37. 假性胆碱酯酶缺乏者,应用骨骼肌松弛药琥珀胆碱后,由于延长了肌肉松弛作用而常出现呼吸暂停反应,称为
   A. 依赖性
   B. 变态反应
   C. 副作用

D. 继发反应
E. 特异质反应

38. 受体与配体结合形成的复合物可以被另一种配体置换,体现的受体性质是
   A. 可逆性
   B. 选择性
   C. 特异性
   D. 饱和性
   E. 灵敏性

39. 下列关于氨基糖苷类抗生素不良反应的叙述,错误的是
   A. 孕妇注射本类药物可致新生儿听觉受损
   B. 可损害肾远曲小管,导致蛋白尿、管型尿、红细胞尿等
   C. 具有类似箭毒阻滞乙酰胆碱的作用,可引起心肌抑制、呼吸衰竭
   D. 可引起血象变化、肝酶升高、面部及四肢麻木、周围神经炎等
   E. 口服本药可引起脂肪类腹泻、菌群失调和二重感染

40. A、B 两种药物制剂的药物剂量-效应关系曲线比较见下图,对 A 药和 B 药的安全性分析,正确的是

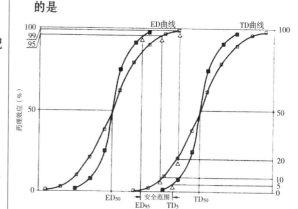

A 药物：■——■ B 药物：□——□
   A. A 药的治疗指数和安全范围大于 B 药
   B. A 药的治疗指数和安全范围小于 B 药
   C. A 药的治疗指数大于 B 药,A 药的安全范围小于 B 药
   D. A 药的治疗指数大于 B 药,A 药的安全范围等于 B 药
   E. A 药的治疗指数等于 B 药,A 药的安全范围大于 B 药

二、配伍选择题

答题说明

共60题,每题1分。题目分为若干组,每组题目对应同一组备选项,备选项可重复选用,也可不选用。每题只有1个备选项最符合题意。

[41~42]
   A. 混悬颗粒
   B. 泡腾颗粒
   C. 肠溶颗粒
   D. 缓释颗粒
   E. 控释颗粒

41. 含有碳酸氢钠和有机酸,遇水可放出大量气体的颗粒剂是

42. 在水或规定的释放介质中缓慢地恒速或接近于恒速释放药物的颗粒剂是

[43~45]
   A. 渗透率
   B. 溶解度
   C. 溶出度
   D. 解离度
   E. 酸碱度

43. 依那普利属于第Ⅰ类,是高水溶解性、高渗透性的两亲性分子药物,其体内吸收取决于

44. 卡马西平属于第Ⅱ类,是低溶解度、高渗透性的亲脂性分子药物,其体内吸收取决于

45. 阿替洛尔属于第Ⅲ类,是高溶解度、低渗透性的水溶性分子药物,其体内吸收取决于

[46~48]
   A. 还原代谢
   B. 水解代谢
   C. N-脱乙基代谢
   D. S-氧化代谢
   E. 氧化脱卤代谢

46. 美沙酮可发生

47. 普鲁卡因主要发生

48. 利多卡因主要发生

[49~50]
A. 苯妥英
B. 氯霉素
C. 舒林酸
D. 利多卡因
E. 阿苯达唑

49. 体内代谢时,由亚砜转化为硫醚而产生活性
50. 体内代谢时,由硫醚转化为亚砜,活性提高

[51~54]
A. N-去烷基再脱氨基
B. 酚羟基的葡萄糖醛苷化
C. 氧化生成砜类无活性的代谢物
D. 羟基化与N-去甲基化
E. 双键的环氧化再选择性水解

51. 吗啡的代谢为
52. 地西泮的代谢为
53. 卡马西平的代谢为
54. 舒林酸的代谢为

[55~58]

A. (氯代吩噻嗪哌嗪乙醇结构)
B. (氟西汀结构)
C. (帕罗西汀结构)
D. (卡马西平结构)
E. (西咪替丁结构)

55. 氟西汀为
56. 奋乃静为
57. 帕罗西汀为
58. 卡马西平为

[59~60]
A. 氨基比林
B. 对乙酰氨基酚
C. 吲哚美辛
D. 安乃近
E. 阿司匹林

59. 会因生产中带入或贮存中水解而产生对人体较大毒副作用的水杨酸的药物是
60. 在生产中带入或贮存不当水解产生毒性较大的对氨基酚的药物是

[61~64]
A. 右美沙芬
B. 溴己新
C. 可待因
D. 乙酰半胱氨酸
E. 苯丙哌林

61. 在体内可发生环己烷羟基化的祛痰药
62. 在pH为7时作用最大的祛痰药
63. 属于吗啡衍生物的镇咳药
64. 具有苯吗喃结构的镇咳药

[65~67]
A. 氨溴索
B. 乙酰半胱氨酸
C. 可待因
D. 苯丙哌林
E. 右美沙芬

65. 结构中含有巯基的是
66. 由代谢产物发展而来的是
67. 具有旋光性,药用其右旋体的是

[68~71]
A. 血管紧张素转化酶
B. β-肾上腺素受体
C. 羟甲戊二酰辅酶A还原酶
D. 钙离子通道
E. 钾离子通道

68. 普萘洛尔的作用靶点是
69. 洛伐他汀的作用靶点是

70. 卡托普利的作用靶点是
71. 氨氯地平的作用靶点是

[72~73]
A. 盐酸利多卡因
B. 盐酸普罗帕酮
C. 盐酸美西律
D. 盐酸普鲁卡因胺
E. 盐酸胺碘酮

72. 有效血药浓度的个体差异大,且血药浓度与剂量不成比例增加,应个体化给药的是
73. 治疗窗窄,有效浓度与中毒浓度接近,最好进行血药浓度监测的是

[74~75]
A. 阿卡波糖
B. 西格列汀
C. 格列美脲
D. 瑞格列奈
E. 艾塞那肽

74. 与二甲双胍合用能增加降血糖作用的非磺酰脲类胰岛素分泌促进剂是
75. 与二甲双胍合用能增加降血糖作用的α葡萄糖苷酶抑制剂是

[76~77]
A. 苯丙酸诺龙
B. 雌二醇
C. 炔雌醇
D. 雌酮
E. 炔诺酮

76. 结构为去甲睾酮的衍生物,具有孕激素样作用的药物是
77. 结构为去甲睾酮的衍生物,具有蛋白同化激素样作用的药物是

[78~79]
A. 头孢克洛
B. 头孢哌酮
C. 头孢羟氨苄
D. 头孢噻吩
E. 头孢噻肟

78. 3位具有氯原子取代的头孢类药物
79. 3位甲基上具有巯基杂环取代的头孢类药物

[80~81]
A. 扩大抗菌谱,提高抗菌活性
B. 增加对β-内酰胺酶的稳定性
C. 对抗菌活性有较大影响
D. 明显改善抗菌活性和药物代谢动力学性质
E. 不引起交叉过敏反应

80. 头孢菌素3-位取代基的改造,可以
81. 头孢菌素7-α氢原子换成甲氧基后,可以

[82~84]
A. 喜树碱
B. 氟尿嘧啶
C. 环磷酰胺
D. 盐酸伊立替康
E. 依托泊苷

82. 作用于DNA拓扑异构酶Ⅰ的天然来源的药物是
83. 作用于DNA拓扑异构酶Ⅱ的半合成药物是
84. 对喜树碱进行结构修饰得到的水溶性前药是

[85~87]
A. 羟丙基纤维素
B. 甲基纤维素
C. 醋酸纤维素
D. 微晶纤维素
E. 邻苯二甲酸醋酸纤维素

85. 属于肠溶型包衣材料的是
86. 属于胃溶型包衣材料的是
87. 属于水不溶型包衣材料的是

[88~91]
A. 羟苯乙酯
B. 聚山梨酯 80
C. 苯扎溴铵
D. 硬脂酸钠
E. 卵磷脂

88. 属于阳离子表面活性剂的是
89. 属于阴离子表面活性剂的是
90. 属于两性离子表面活性剂的是
91. 属于非离子表面活性剂的是

[92~94]
A. 降压作用增强
B. 巨幼红细胞症
C. 抗凝作用下降
D. 高钾血症
E. 肾毒性增强

92. 氨氯地平和氢氯噻嗪产生的相互作用可能导致
93. 甲氨蝶呤合用复方磺胺甲噁唑,产生的相互作用可能导致
94. 庆大霉素合用呋塞米,产生的相互作用可能导致

[95~98]
A. 副作用
B. 特异质反应
C. 继发性反应
D. 停药反应
E. 首剂效应

95. 哌唑嗪降压药首次应用时引起血压骤降属于
96. 长期使用糖皮质激素,停药后引发原疾病的复发属于
97. 长期使用抗生素,导致不敏感菌株大量繁殖引发感染属于
98. 阿托品在使用时引起腹胀、尿潴留属于

[99~100]
A. 去甲肾上腺素
B. 华法林
C. 阿司匹林
D. 异丙肾上腺素
E. 甲苯磺丁脲

99. 可竞争血浆蛋白结合部位,增加甲氨蝶呤肝脏毒性的药物是
100. 可减少利多卡因肝脏中分布量,减少其代谢,增加其血中浓度的药物是

三、综合分析选择题

答题说明

共 10 题,每题 1 分。题目分为若干组,每组题目基于同一个临床情景、病例、实例或者案例的背景信息逐题展开。每题的备选项中,只有 1 个最符合题意。

[101~104]
坏血病,又称维生素 C 缺乏症,是一种由于维生素 C 缺乏所引起的疾病,多发于船员及海上作业的人员中。治疗坏血病最简单的方法就是使用维生素 C 注射液。维生素 C 不仅能治疗坏血病,还可以与亚铁盐配伍,增加吸收。

101. 关于维生素 C 注射液的错误表述是
   A. 可采用亚硫酸氢钠作抗氧剂
   B. 加入氢氧化钠调节 pH 使成偏碱性
   C. 加依地酸二钠络合金属离子,增加维生素 C 的稳定性
   D. 配制时,注射用水用二氧化碳饱和
   E. 碳酸氢钠用来减小维生素 C 的刺激性

102. 维生素 C 极易氧化,是因为其分子结构中含有
   A. 烯醇基
   B. 羟基
   C. 羧基
   D. 碳碳双键
   E. 酯键

103. 药物配伍恰当可以改善药物性能,增强疗效

下列不属于化学配伍变化的是
- A. 盐酸氯丙嗪注射液与异戊巴比妥钠注射液配伍产生沉淀
- B. 溴化铵与强碱配伍产生大量氨气
- C. 两性霉素 B 加入复方氯化钠注射液中,药物发生凝聚
- D. 多巴胺注射液与碳酸氢钠注射液配伍后会变成粉红至紫色
- E. 维生素 C 与烟酰胺混合后变成橙红色

104. 维生素 C 的性质虽然不稳定却不能水解。水解是药物降解的主要途径之一。下列各种药物中哪个不能发生水解反应
- A. 普鲁卡因
- B. 阿托品
- C. 青霉素和头孢菌素类
- D. 巴比妥类
- E. 肾上腺素

[105~108]

临床上使用的注射液有一部分是使用冻干粉现用现配的,冻干粉是在无菌环境中将药液冷冻干燥成注射用无菌粉末。这种无菌粉末在临床上被广泛使用,下面是注射用辅酶 A 的无菌冻干制剂处方:

辅酶 A 56.1 单位
水解明胶 5mg
甘露醇 10mg
葡萄糖酸钙 1mg
半胱氨酸 0.5mg

105. 关于注射用辅酶 A 的无菌冻干制剂处方,下列说法错误的是
- A. 辅酶 A 等生物制品化学性质不稳定,制成冻干粉末易于保存
- B. 处方中的填充剂有三个:水解明胶、甘露醇、葡萄糖酸钙
- C. 辅酶 A 有吸湿性,易溶于水,不溶于丙酮、乙醇等溶液
- D. 处方中加入半胱氨酸的目的是调节 pH
- E. 处方中的赋形剂是甘露醇和水解明胶

106. 不同药物的溶解度不同,用于制备无菌粉末的药物要易溶于水才可以。有关溶解度的正确表述是
- A. 溶解度系指在一定压力下,在一定量溶剂中溶解药物的最大量
- B. 溶解度系指在一定温度(气体在一定压力)下,在一定量溶剂中达到饱和时溶解药物的最大量
- C. 溶解度系指在一定温度下,在水中溶解药物的量
- D. 溶解度系指在一定温度下,在溶剂中溶解药物的量
- E. 溶解度系指在一定压力下,在溶剂中溶解药物的量

107. 注射用的针筒或其他玻璃器皿除热原可采用
- A. 高温法
- B. 酸碱法
- C. 吸附法
- D. 微孔滤膜过滤法
- E. 离子交换法

108. 注射剂配伍联用是有很多禁忌,氯霉素注射液(含乙醇、甘油或丙二醇等)加入 5% 葡萄糖注射液时往往析出氯霉素,是由于
- A. 溶解度改变引起
- B. pH 变化引起
- C. 水解反应引起
- D. 复分解反应引起
- E. 聚合反应引起

[109~110]

近年来,由于环境污染、人们生活压力大等因素,肿瘤的发病率逐年增高,而肺癌、乳腺癌更是成了掠夺人生命的重要杀手。临床和基础医学对抗肿瘤的研究越来越重视,抗肿瘤药物也不断更新换代,如环磷酰胺、伊立替康、甲氨蝶呤等广泛被人们使用。

109. 抗肿瘤药物在杀伤肿瘤细胞的同时也对正常细胞有影响,会引起许多不良反应,如恶心、呕吐、骨髓抑制、脱发等。请问不良反应不包括
- A. 副作用
- B. 变态反应
- C. 后遗效应
- D. 耐受性
- E. 继发反应

110. 在一批新药上市前,都要对该药物的安全性进行一个评估,请问评定一个药物的安全性主要取决于
- A. 机体对药物的耐受性
- B. LD_{50}
- C. 机体对药物的敏感性
- D. ED_{50}
- E. 治疗指数

四、多项选择题

答题说明

共10题,每题1分。每题的备选项中,有2个或2个以上符合题意,错选、少选均不得分。

111. 下列属于Ⅲ类药品包装材料的有
    A. 塑料输液瓶或袋
    B. 输液瓶胶塞
    C. 铝塑组合盖
    D. 玻璃口服液瓶
    E. 输液瓶铝盖

112. 属于β受体阻滞药的有
    A. 哌唑嗪
    B. 普萘洛尔
    C. 拉贝洛尔
    D. 比索洛尔
    E. 特拉唑嗪

113. 关于药物的基本作用和药理效应特点正确的描述有
    A. 通过影响机体固有的生理、生化功能而发挥作用
    B. 具有选择性
    C. 具有治疗作用和不良反应两重性
    D. 药理效应有兴奋和抑制两种基本类型
    E. 使机体产生新的功能

114. 可作为药物作用靶点的内源性生物大分子有
    A. 酶
    B. 核酸
    C. 受体
    D. 离子通道
    E. 转运体

115. 影响生物利用度的因素有
    A. 药物的化学稳定性
    B. 药物本身的理化性质
    C. 肝脏首过效应
    D. 药物制剂因素
    E. 药物在胃肠道内的代谢分解

116. 《中国药典》规定的标准品是指
    A. 用于鉴别、检查、含量测定的标准物质
    B. 除另有规定外,均按干燥品(或无水物)进行计算后使用
    C. 用于生物检定或效价测定的标准物质
    D. 其特性量值一般按效价单位(或μg)计
    E. 其特性量值一般按纯度计

117. 药用辅料的作用有
    A. 使制剂成型
    B. 使制备过程顺利进行
    C. 降低药物毒副作用
    D. 提高药物疗效
    E. 提高药物稳定性

118. 对β-内酰胺酶有抑制作用的药物有
    A. 替莫西林
    B. 头孢美唑
    C. 亚胺培南
    D. 克拉维酸
    E. 舒巴坦

119. 临床用于治疗高血压的药物多种多样,氯沙坦是最常用的一种药物,对氯沙坦结构和性质的研究也变得越来越重要,请问氯沙坦符合下列哪些性质
    A. 结构中含有四氮唑基
    B. 为ACE抑制剂
    C. 为血管紧张素Ⅱ受体拮抗剂
    D. 临床主要用于抗心律失常
    E. 无ACE抑制剂的干咳副作用

120. 给药方案设计的一般原则应包括
    A. 安全范围广的药物不需要严格的给药方案
    B. 对于治疗指数小的药物,需要制定个体化给药方案
    C. 对于表现出非线性动力学特征的药物,需要制定个体化给药方案
    D. 给药方案设计和调整,常需要进行血药浓度监测
    E. 给药方案设计和调整,需要在临床治疗以前进行

试卷标识码:

执业药师资格考试

药学专业知识（一）
押题秘卷（五）

考生姓名：_____

准考证号：_____

工作单位：_____

一、最佳选择题

答题说明

共40题,每题1分。每题的备选项中,只有1个最符合题意。

1. 关于药品名的说法,正确是
   A. 药品不能申请商品名
   B. 药品通用名可以申请专利和行政保护
   C. 药品通用名通常是指有活性的药物物质,而不是最终的药品
   D. 制剂一般采用商品名加剂型名
   E. 药典中使用的名称是化学名

2. 胃溶型的薄膜衣材料是
   A. 丙烯酸树脂Ⅱ类
   B. 丙烯酸树脂Ⅲ类
   C. EC
   D. HPMCP
   E. HPMC

3. 对《中国药典》规定的项目与要求的理解,错误的是
   A. 如果注射剂规格为"1mL:10mg",是指每支装药量为1mL,含有主药10mg
   B. 如果片剂规格为"0.1g",指的是每片中含有主药0.1g
   C. 贮藏条件为"密闭",是指将容器密闭,以防止尘土及异物进入
   D. 贮藏条件为"遮光",是指用不透光的容器包装
   E. 贮藏条件为"在阴凉处保存",是指保存温度不超过10℃

4. 关于杂质的表述错误的是
   A. 药品生产企业变更生产工艺或原辅料,并由此带进新的杂质对原质量标准的修订,均应依法向有关药品监督管理部门申报批准
   B. 特殊杂质是指在特定药物的生产和贮藏过程中引入的杂质,多指有关物质
   C. 任何影响药品纯度的物质均称为杂质
   D. 杂质按特性分类可分为一般杂质和特殊杂质
   E. 药品质量标准中的杂质不包括变更生产工艺或变更原辅料而产生的新的杂质,也不包括掺入或污染的外来物质

5. 注射剂安全性检查不包括
   A. 异常毒性
   B. 细菌外毒素
   C. 降压物质
   D. 过敏反应
   E. 溶血与凝聚

6. 盐酸普鲁卡因降解的主要途径是
   A. 水解
   B. 氧化
   C. 光学异构化
   D. 脱羧
   E. 聚合

7. 离子-偶极,偶极-偶极相互作用通常见于
   A. 胺类化合物
   B. 羰基化合物
   C. 芳香环
   D. 羟基化合物
   E. 巯基化合物

8. 在药物分子中引入哪种基团可使亲脂性增加
   A. 羟基
   B. 烃基
   C. 氨基
   D. 羧基
   E. 磺酸基

9. 药物的亲脂性与生物活性的关系是
   A. 增强亲脂性,有利于吸收,活性增强
   B. 降低亲脂性,不利于吸收,活性下降
   C. 增强亲脂性,使作用时间缩短
   D. 降低亲脂性,使作用时间延长
   E. 亲脂性的过高或过低都对药效产生不利影响

10. 利多卡因在体内的主要代谢物是
    A. N-脱乙基物
    B. 酰胺水解,生成2,6-二甲基苯胺
    C. 苯核上的羟基化产物
    D. 乙基氧化成醇的产物
    E. N-氧化物

11. 反应停的致畸作用是因为其能够通过胎盘屏障,下列不是影响药物通过胎盘的因素是
 A. 药物的脂溶性
 B. 药物的蛋白结合率
 C. 胎盘血流量
 D. 药物剂型
 E. 药物的分布特征

12. 下列药物不具有抗癫痫作用的是
 A. (卡马西平结构)
 B. (苯巴比妥类结构)
 C. (哌替啶结构)
 D. (丙戊酸钠结构)
 E. (加巴喷丁结构)

13. 与下列药物具有相同作用机理的药物是
 (氟西汀结构)
 A. 氯普噻吨
 B. 吗氯贝胺
 C. 阿米替林
 D. 氟西汀
 E. 奋乃静

14. 本身无活性,需经肝脏代谢转化为活性产物而发挥 COX-2 抑制作用的药物是
 A. 吲哚美辛
 B. 双氯芬酸钠
 C. 萘普生
 D. 萘丁美酮
 E. 布洛芬

15. 以下药物中,哪个药物对 COX-2 的抑制活性比 COX-1 的抑制活性强
 A. 吡罗昔康
 B. 布洛芬
 C. 吲哚美辛
 D. 美洛昔康
 E. 舒林酸

16. 祛痰药溴已新的活性代谢物是
 A. 羧甲司坦
 B. 右美沙芬
 C. 氨溴索
 D. 苯丙哌林
 E. 乙酰半胱氨酸

17. 含有二氨基硝基乙烯结构片段的抗溃疡药物是
 A. 法莫替丁

B. 奥美拉唑
C. 西咪替丁
D. 雷尼替丁
E. 兰索拉唑

18. **关于普萘洛尔的叙述不正确的是**
    A. 外消旋体的毒性比单个对映体弱
    B. 含有一个手性碳原子,活性 $S(-) > R(+)$,临床用其外消旋体
    C. 为非选择性 β 受体阻滞剂
    D. 结构中含有异丙氨基
    E. 临床上用外消旋体

19. **与左炔诺孕酮的结构特征不符的是**
    A. C-17 位为 α-乙炔基
    B. 13 位为甲基
    C. 13 位为乙基
    D. 4 位和 5 位间有双键
    E. 3 位有羰基

20. **关于硝酸甘油性质和作用的说法,错误的是**
    A. 具有挥发性
    B. 具有爆炸性
    C. 不宜以纯品形式放置和运输
    D. 在体内不经代谢而排出
    E. 口腔黏膜吸收迅速,心绞痛发作时,可在舌下含服

21. **属于单环 β-内酰胺类抗生素的药物是**
    A. 舒巴坦
    B. 氨曲南
    C. 多黏菌素
    D. 磷霉素
    E. 亚胺培南

22. **奈韦拉平叙述不正确的是**
    A. 为非核苷类抗病毒药物
    B. 是专一性 HIV-1 逆转录酶抑制剂
    C. 与核苷类抑制剂合用时有相加作用
    D. 很快产生诱导抗药性
    E. 可以单独治疗成年晚期 HIV 感染病人

23. **烷化剂环磷酰胺的结构类型是**
    A. 氮芥类
    B. 乙撑亚胺类
    C. 甲磺酸酯类
    D. 多元卤醇类

E. 亚硝基脲类

24. **以下有关昂丹司琼的叙述正确的是**
    A. 对 5-HT_1 受体有拮抗作用
    B. 对 GABA 受体无拮抗作用
    C. 对肾上腺素 $α_1$ 受体有拮抗作用
    D. 对肾上腺素 $β_1$ 受体有拮抗作用
    E. 对组胺 H_1 受体有拮抗作用

25. **不作为薄膜包衣材料使用的是**
    A. 硬脂酸镁
    B. 羟丙基纤维素
    C. 羟丙基甲基纤维素
    D. 聚乙烯吡咯烷酮
    E. 乙基纤维素

26. **包衣的目的不包括**
    A. 掩盖苦味
    B. 防潮
    C. 加快药物的溶出速度
    D. 防止药物的配伍变化
    E. 改善片剂的外观

27. **不属于混悬剂稳定剂的是**
    A. 助悬剂
    B. 润湿剂
    C. 增溶剂
    D. 絮凝剂
    E. 反絮凝剂

28. **关于热原的表述,不正确的是**
    A. 热原是指能引起恒温动物体温异常升高的致热物质
    B. 大多数细菌都能产生热原
    C. 热原是微生物产生的一种内毒素
    D. 霉菌甚至病毒也能产生热原
    E. 致热能力最强的是革兰阳性杆菌产生的热原

29. **关于常用制药用水的错误表述是**
    A. 纯化水为饮用水经蒸馏、离子交换、反渗透等适宜方法制得的制药用水
    B. 纯化水中不含有任何附加剂
    C. 注射用水为纯化水经蒸馏所得的水
    D. 注射用水可用于注射用灭菌粉末的溶剂
    E. 纯化水可作为配制普通药物制剂的溶剂

30. **关于软膏剂、乳膏剂与糊剂的质量要求说法不**

正确的是
   A. 无刺激性、过敏性
   B. 具有适当的黏稠度,不融化,且不易受季节变化影响
   C. 性质稳定,有效期内应无酸败、异臭、变色、变硬等变质现象
   D. 必要时可加入防腐剂、抗氧剂、增稠剂、保湿剂及透皮促进剂
   E. 软膏剂、糊剂不需要遮光密闭贮存

31. 关于主动转运的错误表述是
   A. 主动转运必须借助载体或酶促系统
   B. 主动转运是药物从膜的低浓度一侧向高浓度一侧转运的过程
   C. 主动转运需要消耗机体能量
   D. 主动转运可出现饱和现象和竞争抑制现象
   E. 主动转运有结构特异性,但没有部位特异性

32. 有肝脏首过效应的吸收途径是
   A. 胃黏膜吸收
   B. 肺黏膜吸收
   C. 鼻黏膜吸收
   D. 口腔黏膜吸收
   E. 阴道黏膜吸收

33. 静脉注射某药,$X_0 = 60mg$,若初始血药浓度为 $15\mu g/mL$,其表观分布容积 V 为
   A. 20L
   B. 4mL
   C. 30L
   D. 4L
   E. 15L

34. 以近似生物半衰期的时间间隔给药,为了迅速达到稳态血药浓度,应将首次剂量
   A. 增加 0.5 倍
   B. 增加 1 倍
   C. 增加 2 倍
   D. 增加 3 倍
   E. 增加 4 倍

35. 如果不良反应是"药物与人体抗体发生的一种异常的免疫反应",则称为
   A. 毒性反应
   B. 继发反应
   C. 过敏反应
   D. 过度反应
   E. 遗传药理学不良反应

36. 抗酸药中和胃酸,用于治疗胃溃疡的作用机制是
   A. 影响酶的活性
   B. 干扰核酸代谢
   C. 补充体内物质
   D. 改变细胞周围的理化性质
   E. 影响生物活性物质及其转运体

37. 感染病人使用抗生素杀灭体内病原微生物属于
   A. 全身治疗
   B. 对症治疗
   C. 局部治疗
   D. 对因治疗
   E. 补充治疗

38. 下列关于婴幼儿用药的叙述中,错误的是
   A. 对药物的反应可能与成人不同
   B. 用药剂量根据体重计算
   C. 只有按体重计算给药,婴幼儿对药物的反应才会与成人相同
   D. 对影响水盐代谢和酸碱平衡的药物较成人敏感
   E. 与成人相比较,药物易透过血脑屏障

39. 引起肾小管坏死或急性肾小管损伤的药物中最常见的是
   A. 头孢菌素
   B. 氨基糖苷类
   C. 万古霉素
   D. 造影剂
   E. 重金属

40. 下列联合用药会产生拮抗作用的是
   A. 磺胺甲噁唑合用甲氧苄啶
   B. 华法林合用维生素 K
   C. 克拉霉素合用奥美拉唑
   D. 普鲁卡因合用少量肾上腺素
   E. 哌替啶合用氯丙嗪

二、配伍选择题

答题说明

共60题,每题1分。题目分为若干组,每组题目对应同一组备选项,备选项可重复选用,也可不选用。每题只有1个备选项最符合题意。

[41~42]
A. 乳剂分层、混悬剂结晶生长、片剂溶出速度改变
B. 药物水解、结晶生长、颗粒结块
C. 药物氧化、颗粒结块、溶出速度改变
D. 药物降解、乳剂分层、片剂崩解度改变、
E. 药物水解、药物氧化、药物异构化

41. 三种现象均属于药物制剂化学稳定性变化的是
42. 三种现象均属于药物制剂物理稳定性变化的是

[43~44]
A. JP
B. USP
C. ChP
D. EP
E. LF

43. 欧洲药典的缩写是
44. 日本药典的缩写是

[45~46]
A. 吉非贝齐
B. 氟伐他汀
C. 非诺贝特
D. 氯贝丁酯
E. 洛伐他汀

45. 结构中含有3,5-二羟基羧酸的结构片段的药物是
46. 结构中含有3-羟基-8-内酯环的结构片段的药物是

[47~50]
A. 普罗帕酮
B. 盐酸美沙酮
C. 依托唑啉
D. 丙氧芬
E. 氨己烯酸

47. 对映异构体之间具有同等药理活性和强度的是
48. 对映异构体之间具有相反活性的是
49. 对映异构体之间具有不同类型药理活性的是
50. 对映异构体之间,一个有活性,另一个无活性的是

[51~52]
A. A类反应(扩大反应)
B. D类反应(给药反应)
C. E类反应(撤药反应)
D. C类反应(化学反应)
E. H类反应(过敏反应)

51. 按药品不良反应新分类方法,不能根据药理学作用预测,减少剂量不会改善症状的不良反应属于
52. 按药品不良反应新分类方法,取决于药物的化学性质,严重程度与药物的浓度而不是剂量有关的不良反应属于

[53~54]
A. 渗透效率
B. 溶解度
C. 胃排空速度
D. 解离度
E. 酸碱度

生物药剂学分类系统根据药物溶解性和肠壁渗透性的不同组合将药物分为四类:

53. 阿替洛尔属于第Ⅲ类,是高溶解度、低渗透性的水溶性分子药物,其体内吸收速率取决于
54. 卡马西平属于第Ⅱ类,是低溶解度、高渗透性的亲脂性分子药物,其体内吸收量取决于

[55~57]
A. 纳洛酮
B. 硝酸甘油
C. 右丙氧酚
D. 卡马西平
E. 磷酸可待因

55. 结构中含有烯丙基,属拮抗剂的药物是
56. 能部分代谢成吗啡,而产生成瘾性的药物是
57. 其左旋体有镇咳作用的药物是

[58～59]

A. (structure with H₃CO, OH, N-CH₃)

B. (structure with HO, N-CH₂=CH-CH₂, =O)

C. (structure with thiophene, piperidine, methoxymethyl, N-phenyl propionamide)

D. (structure with dimethylaminomethyl cyclohexanol, m-methoxyphenyl · HCl)

E. (naphthyloxy propanolamine with isopropyl)

58. 可待因的结构为
59. 普萘洛尔的结构为

[60～61]
A. 莫沙必利
B. 甲氧氯普胺
C. 多潘立酮
D. 昂丹司琼
E. 西沙必利

60. 对反流病效果不佳的是
61. 不能透过血脑屏障,中枢神经系统副作用较少的是

[62～63]
A. 不含手性碳,但遇光极不稳定,会产生光歧化反应

B. 含有苯并硫氮杂䓬结构
C. 芳烷基胺结构
D. 二氢吡啶母核,能选择性扩张脑血管
E. 具有三苯哌嗪结构

62. 维拉帕米的结构特点是
63. 尼莫地平的结构特点是

[64～67]

A. (guanidine structure with H₂N, N(CH₃)₂)

B. (polyhydroxy cyclohexane with HN-CH(CH₂OH)₂)

C. (chiral amide with isobutyl, piperidinyl phenyl, ethoxy benzoic acid)

D. (chloro methoxybenzamide-ethyl-phenylsulfonylurea-cyclohexyl)

E. (ethylpyridine-ethoxy-phenyl-thiazolidinedione)

降血糖药分类:
64. 磺酰脲类胰岛素分泌促进剂的降血糖药物是
65. α-葡萄糖苷酶抑制剂类的降血糖药物是
66. 噻唑烷二酮类胰岛素增敏剂的降血糖药物是
67. 含有手性碳,(+)-(S)-构型的活性是(-)-(R)-构型100倍的是

[68～70]
A. 异烟肼
B. 阿昔洛韦
C. 氧氟沙星

D. 酮康唑
E. 异烟肼
68. 代谢生成乙酰基自由基,可导致肝坏死
69. 只有在感染的细胞中被病毒的胸苷激酶催化生成三磷酸形式,才能发挥其抗病毒作用
70. 芳乙基氮唑环状缩酮类化合物的代表药物是

[71~74]
A. 长春瑞滨
B. 多西他赛
C. 替尼泊苷
D. 吉非替尼
E. 甲酸伊马替尼

71. 在同样情况下活性优于紫杉醇的是
72. 用于治疗慢性粒细胞白血病急变期的药物是
73. 对肺癌,尤其小细胞肺癌疗效好的是
74. 可透过血脑屏障,为脑瘤治疗首选药物的是

[75~76]
A. 糖包衣
B. 植入片
C. 薄膜包衣
D. 泡腾片
E. 口含片

75. 以丙烯酸树脂、羟丙甲纤维素包衣制成的片剂是
76. 以碳酸氢钠和枸橼酸为崩解剂的片剂是

[77~78]
A. 苯扎溴铵
B. 液状石蜡
C. 苯甲酸
D. 聚乙二醇
E. 羟苯乙酯

77. 既是抑菌剂,又是表面活性剂的是
78. 属于非极性溶剂的是

[79~81]
A. 维生素 C 104g
B. 依地酸二钠 0.05g
C. 碳酸氢钠 49g
D. 亚硫酸氢钠 2g
E. 注射用水加至 1000mL
上述维生素 C 注射液处方中:

79. 用于络合金属离子的是
80. 起调节 pH 的是
81. 抗氧剂是

[82~83]
A. 明胶与阿拉伯胶
B. 西黄蓍胶
C. 磷脂与胆固醇
D. 聚乙二醇
E. 半乳糖与甘露醇

82. 制备普通脂质体的材料是
83. 用于长循环脂质体表面修饰的材料是

[84~85]
A. 亚硫酸氢钠
B. 甘油
C. 溶酶菌
D. 水
E. 硫柳汞
耳用制剂的常用溶剂与附加剂

84. 属于抑菌剂的是
85. 属于抗氧剂的是

[86~88]
A. 胃排空速率
B. 肠-肝循环
C. 首过效应
D. 代谢
E. 吸收

86. 从胆汁中排出的药物或代谢物,在小肠中转运期间又重吸收返回门静脉的现象为
87. 单位时间内胃内容物的排出量为
88. 药物从给药部位向循环系统转运的过程为

[89~90]
A. 生理性拮抗
B. 生化性拮抗
C. 化学性拮抗
D. 药理性拮抗
E. 增强作用

89. 苯巴比妥诱导肝微粒体酶活性,使避孕药代谢加速,效应降低,避孕失败。属于
90. 普鲁卡因注射液中加入少量肾上腺素,肾上腺

素使用药局部的血管收缩,减少普鲁卡因的吸收,使其局麻作用延长,毒性降低。属于

[91~93]
A. 效价
B. 亲和力
C. 治疗指数
D. 内在活性
E. 安全指数

91. 评价药物作用强弱的指标
92. 评价药物安全性更可靠的指标
93. 决定药物是否与受体结合的指标

[94~95]
A. 可逆性
B. 饱和性
C. 特异性
D. 灵敏性
E. 多样性

94. 受体对配体具有高度识别能力,对配体的化学结构与立体结构具有专一性,这一属性属于受体的
95. 受体的数量和其能结合的配体量是有限的,配体达到一定浓度后,效应不再随配体浓度的增加而增加,这一属性属于受体的

[96~97]
A. 药物因素
B. 精神因素
C. 疾病因素
D. 遗传因素
E. 时辰因素

影响药物作用的因素包括药物因素和机体因素,在机体因素中,有生理因素、精神因素、疾病因素、遗传因素、时辰因素等,直接或间接影响药物疗效和不良反应:

96. CYP2C19 弱代谢型人服用奥美拉唑不良反应发生率高,产生这种现象的原因属于
97. 肾功能不全患者使用阿米卡星须减量慎用,这种影响药物作用的因素属于

[98~100]
A. 皮内注射
B. 皮下注射
C. 肌内注射
D. 静脉滴注
E. 经动脉作区域性滴注

98. 青霉素过敏性试验的给药途径是
99. 用于肿瘤治疗,可提高疗效和降低毒性的给药途径是
100. 短效胰岛素的常用给药途径是

三、综合分析选择题

答题说明

共10题,每题1分。题目分为若干组,每组题目基于同一个临床情景、病例、实例或者案例的背景信息逐题展开。每题的备选项中,只有1个最符合题意。

[101~103]
注射用美洛西林/舒巴坦,规格1.25(美洛西林1.0g,舒巴坦0.25g)。成人静脉符合单室模型。美洛西林表观分布容积 $V = 0.5L/kg$。

101. 体重60kg患者用此药进行呼吸系统感染治疗希望美洛西林/舒巴坦可达到0.1g/L,需给美洛西林/舒巴坦的负荷剂量为
A. 1.25g(1瓶)
B. 2.5g(2瓶)
C. 3.75g(3瓶)
D. 5.0g(4瓶)
E. 6.25g(5瓶)

102. 关于复方制剂美洛西林钠与舒巴坦的说法,正确的是
A. 美洛西林为"自杀性"β-内酰胺酶抑制剂
B. 舒巴坦是氨苄西林经造而来,抗菌作用强
C. 舒巴坦可增强美洛西林对β-内酰胺酶稳定性
D. 美洛西林具有甲氧肟基,对β-内酰胺酶具有高稳定作用
E. 舒巴坦属于碳青霉烯类抗生素

103. 注射用美洛西林钠/舒巴坦的质量要求不包括
A. 无异物
B. 无菌

C. 无热原、细菌内毒素
D. 粉末细度与结晶度适宜
E. 等渗或略偏高渗

[104~106]
患者,女,29岁。患有肺炎,口服一般抗炎药无效后,去医院使用阿莫西林克拉维酸钾注射液输液后,病情明显好转。已知克拉维酸是一种"自杀性"的酶抑制剂,使用克拉维酸和阿莫西林组成的复方制剂,可使阿莫西林增效130倍。

104. 下面关于输液的叙述,不正确的是
 A. 输液是指由静脉滴注输入体内的大剂量注射液
 B. 输液对无菌、无热原及澄明度这三项,应特别注意
 C. 输液渗透压可为等渗或低渗
 D. 输液不得添加任何抑菌剂
 E. 输液pH应与血液接近

105. 关于单室静脉滴注给药的错误表述是
 A. k_0是零级滴注速度
 B. 稳态血药浓度C_{ss}与滴注速度k_0成正比
 C. 稳态时体内药量或血药浓度恒定不变
 D. 欲滴注达稳态浓度的99%,需滴注3.32个半衰期
 E. 静滴前同时静注一个的负荷剂量,可使血药浓度一开始就达稳态

106. 下列药物合用时所产生的效果及作用原理与呋塞米与奎尼丁合用的原理一致的是
 A. 磺胺甲噁唑与甲氧苄啶
 B. 可卡因与肾上腺素
 C. 克林霉素与红霉素
 D. 阿司匹林与对乙酰氨基酚
 E. 阿替洛尔与氢氯噻嗪

[107~110]
艾滋病是一种可以通过体液传播的传染病,由于感染HIV病毒,导致机体免疫系统损伤,直至失去免疫功能。艾滋病的发病以青壮年居多,发病年龄多在18~45岁。为提高人们对艾滋病的认识和重视,世界卫生组织将12月1日定为世界艾滋病日。

107. 下列药物中哪个被推荐在临床上治疗艾滋病和与艾滋病有关的疾病
 A. 阿昔洛韦
 B. 利巴韦林
 C. 齐多夫定
 D. 特比萘芬
 E. 左氧氟沙星

108. 抗艾滋病毒药物的作用机制是
 A. 作用于受体
 B. 影响酶的活性
 C. 影响细胞膜离子通道
 D. 干扰核酸代谢
 E. 影响机体免疫功能

109. 下列是阿片类药物的依赖性治疗的是
 A. 递减法逐步脱瘾
 B. 抗焦虑药治疗
 C. 可乐定治疗
 D. 地昔帕明治疗
 E. 氟哌啶醇治疗

110. 艾滋病患者后期免疫系统功能丧失,极易遭受细菌感染,结核病是艾滋病常见的并发症之一,下列是临床用于抗结核分枝杆菌的药物的是
 A. 环丙沙星
 B. 异烟肼
 C. 磺胺甲噁唑
 D. 氟康唑
 E. 甲氧苄啶

四、多项选择题

答题说明

共10题,每题1分。每题的备选项中,有2个或2个以上符合题意,错选、少选均不得分。

111. 药物的名称包括
 A. 通用名
 B. 化学名
 C. 专利名
 D. 商品名
 E. 拉丁名

112. **药物和生物大分子作用时,可逆的结合形式有**
    A. 范德华力
    B. 共价键
    C. 电荷转移复合物
    D. 偶极-偶极相互作用
    E. 氢键

113. **不宜制成硬胶囊的药物有**
    A. 具有不良臭味的药物
    B. 吸湿性强的药物
    C. 易溶性的刺激性药物
    D. 药物水溶液或乙醇溶液
    E. 难溶性药物

114. **输液主要存在的问题包括**
    A. 染菌
    B. 变色
    C. 产生气体
    D. 热原
    E. 出现可见异物与不溶性微粒

115. **分散片的质量检查和普通片剂比较增加了**
    A. 硬度
    B. 脆碎度
    C. 分散均匀性
    D. 溶出度测定
    E. 融变时限

116. **主动转运的特点包括**
    A. 需要载体,消耗能量
    B. 需要载体,不消耗能量
    C. 逆浓度差转运
    D. 无饱和现象和竞争性抑制
    E. 有饱和现象和竞争性抑制

117. **以下关于药物作用与效应的说法,正确的有**
    A. 药物作用一般分为局部作用和全身作用
    B. 药理效应的增强称为兴奋,减弱称为抑制
    C. 药理效应是机体反应的具体表现,是药物作用的结果
    D. 药物作用是药物与机体生物大分子相互作用所引起的初始作用
    E. 药理效应在不同器官的同一组织,也可产生不同效应

118. **应用某药时,其副作用**
    A. 单独应用时,难以避免
    B. 单独应用时,可以避免
    C. 可以联合用药加以克服
    D. 联合用药不能克服
    E. 用药剂量过大引起

119. **治疗药物需进行血药浓度监测的情况包括**
    A. 个体差异很大的药物
    B. 具非线性动力学特征的药物
    C. 治疗指数大、毒性反应弱的药物
    D. 毒性反应不易识别的药物
    E. 合并用药而出现异常反应

120. **关于糖皮质激素的说法,正确的有**
    A. 糖皮质激素的基本结构是含有 Δ^4-3,20-二酮和 1,17a,21-三羟基(或 11-羰基、17,21-二羟基)的孕甾烷
    B. 糖皮质激素和盐皮质激素的结构仅存在细微的差别,通常糖皮质激素药物也具有一些盐皮质激素作用,如可产生钠潴留而发生水肿等副作用
    C. 在糖皮质激素甾体的 6α- 和 9α- 位引入氟原子后,可使糖皮质激素的活性显著增加,副作用不增加
    D. 可的松和氢化可的松是天然存在的糖皮质激素
    E. 在可的松和氢化可的松的 1 位增加双键,由于 A 环几何形状改变,从半椅式变为平船式构象,增加了与受体的亲和力和改变了药物动力学性质,使其抗炎活性增强,但不增加钠潴留作用

试卷标识码：

执业药师资格考试

药学专业知识（一）
押题秘卷（六）

考生姓名：_____

准考证号：_____

工作单位：_____

一、最佳选择题

答题说明

共40题,每题1分。每题的备选项中,只有1个最符合题意。

1. 关于药物氧化降解反应表述正确的是
   A. 维生素C的氧化降解反应与pH无关
   B. 酚类药物较易氧化
   C. 药物的氧化反应与光线无关
   D. 金属离子不可催化氧化反应
   E. 芳胺类药物不易氧化

2. 国家药品标准中原料药的含量(%)如未规定上限时,系指不超过
   A. 98.0%
   B. 99.0%
   C. 100.0%
   D. 101.0%
   E. 102.0%

3. 关于药品稳定性试验的说法错误的是
   A. 稳定性试验包括影响因素试验、加速试验与长期试验
   B. 影响因素试验包括高温试验、高湿试验与强光照射试验
   C. 低密度聚乙烯制备的输液袋应在温度40℃±2℃、相对湿度25%±5%的条件进行试验
   D. 长期试验目的是考察制剂处方的合理性与生产工艺及包装条件
   E. 影响因素试验法可用于考察药物与药物、药物与辅料、药物与其直接接触的包装容器间的相容性试验

4. 有关制剂中易水解的药物有
   A. 酚类
   B. 酰胺类
   C. 烯醇类
   D. 六碳糖
   E. 芳胺类

5. 在药品质量标准中,药品的外观、臭(味)、溶解度等内容归属的项目为
   A. 性状
   B. 鉴别
   C. 检查
   D. 含量测定
   E. 类别

6. 药物和生物大分子作用时,不可逆的结合形式有
   A. 范德华力
   B. 共价键
   C. 电荷转移复合物
   D. 偶极-偶极相互作用
   E. 氢键

7. 酸性药物在体液中的解离程度可用公式 $\lg \frac{[HA]}{[A^-]} = pK_a - pH$ 来计算。已知苯巴比妥的 pK_a 约为7.4,在生理pH为7.4的情况下,其以分子形式存在的比例是
   A. 30%
   B. 40%
   C. 50%
   D. 75%
   E. 90%

8. 硫喷妥钠在体内经脱硫代谢生成
   A. 苯巴比妥
   B. 异戊巴比妥
   C. 司可巴比妥
   D. 巴比妥酸
   E. 戊巴比妥

9. 关于脑内多巴胺作用的表述错误的是
   A. 第三条通路是结节-漏斗通路,主管垂体前叶的内分泌功能
   B. 第四条通路是黑质-纹状体通路,属于锥体外系
   C. 中脑-边缘通路和中脑-皮质通路与精神、情绪、情感等行为活动有关
   D. 精神分裂症患者往往是后两条通路功能失常,并伴有脑内多巴胺受体增多
   E. 第四条通路有使运动协调的功能

10. 含芳环的药物在体内主要发生
    A. 还原代谢
    B. 氧化代谢
    C. 甲基化代谢

D. 开环代谢
E. 水解代谢

11. 枸橼酸芬太尼是强效镇痛药,其结构的特征是
    A. 含有4-苯基哌啶结构
    B. 含有4-苯氨基哌啶结构
    C. 含有苯吗喃结构
    D. 含有吗啡喃结构
    E. 含有氨基酮结构

12. 临床主要用于治疗低血压和抗休克的药物是
    A. 非选择性α受体激动药
    B. $α_1$受体激动药
    C. 选择性$β_1$受体激动药
    D. $α_2$受体激动药
    E. 非选择性β受体激动药

13. 对乙酰氨基酚的毒性代谢物是
    A. 对氨基酚
    B. N-乙酰基亚胺醌
    C. 对乙酰氨基酚硫酸酯
    D. 对乙酰氨基酚葡萄糖醛酸结合物
    E. 对苯二酚

14. 化学结构如下的药物是

    A. 多潘立酮
    B. 格拉司琼
    C. 昂丹司琼
    D. 莫沙必利
    E. 西沙必利

15. 结构与甲状腺素类似,可影响甲状腺素代谢的是
    A. 盐酸普鲁卡因胺
    B. 奎尼丁
    C. 多非利特
    D. 普罗帕酮
    E. 胺碘酮

16. 为取代苯甲酸衍生物,分子中含有一个手性碳,S-异构体的活性大于R-异构体,在体内代谢迅速,作为餐时血糖调节剂的降血糖药是

    A. 米格列奈
    B. 那格列奈
    C. 盐酸吡格列酮
    D. 瑞格列奈
    E. 格列美脲

17. 盐酸左氧氟沙星的化学结构是

    A.

B. [structure]

C. [structure]

D. [structure]

E. [structure]

18. 含有三苯乙烯结构,通过拮抗雌激素受体,用于乳腺癌治疗的药物是
    A. 来曲唑 [structure]
    B. 他莫昔芬 [structure]
    C. 氢化可的松 [structure]

D. 氟卡尼 [structure]

E. 苯妥英 [structure]

19. 有关分散片的叙述错误的是
    A. 分散片中的药物应是难溶性的
    B. 不适用于毒副作用较大、安全系数较低的药物
    C. 易溶于水的药物不能应用
    D. 分散片可加水分散后口服,但不能含于口中吮服或吞服
    E. 生产成本低,适合于老、幼和吞服困难患者

20. 有关乳剂特点的错误表述是
    A. 乳剂中的药物吸收快,有利于提高药物的生物利用度
    B. 水包油型乳剂中的液滴分散度大,不利于掩盖药物的不良臭味
    C. 减少药物刺激性及毒副作用
    D. 外用乳剂能改善对皮肤、黏膜的渗透性,减少刺激性
    E. 静脉注射乳剂具有一定的靶向性

21. 有关口崩片特点的叙述错误的是
    A. 吸收快,生物利用度高
    B. 胃肠道反应小,副作用低
    C. 减少了肝脏的首过效应
    D. 服用方便,患者顺应性高
    E. 体内有蓄积作用

22. 注射剂的质量要求不包括
    A. 无菌
    B. 无热原
    C. 无可见异物
    D. 无不溶性微粒
    E. 无色

23. 对于易溶于水,在水溶液中不稳定的药物,可制成注射剂的类型是

A. 注射用无菌粉末
B. 溶液型注射剂
C. 混悬型注射剂
D. 乳剂型注射剂
E. 溶胶型注射剂

24. 关于微囊技术的说法错误的是
    A. 将对光、湿度和氧不稳定的药物制成微囊，可防止药物降解
    B. 利用缓释材料将药物微囊化后，可延缓药物释放
    C. 油类药物或挥发性药物不适宜制成微囊
    D. PLA 是可生物降解的高分子囊材
    E. 将不同药物分别包囊后，可减少药物之间的配伍变化

25. 脂质体的主要特点不包括
    A. 工艺简单易行
    B. 缓释和长效性
    C. 细胞亲和性与组织相容性
    D. 提高药物稳定性
    E. 降低药物毒性

26. 大体积注射液项下质量要求不包括
    A. 含量测定
    B. 热原检查
    C. 可见异物检查
    D. 溶出度检查
    E. 不溶性微粒检查

27. 聚合物骨架型经皮吸收制剂中有一层不易渗透的铝塑合膜，其作用是
    A. 润湿皮肤促进吸收
    B. 吸收过量的汗液
    C. 减少压敏胶对皮肤的刺激
    D. 降低对皮肤的黏附性
    E. 防止药物的流失

28. 主要辅料中含有氢氟烷烃等抛射剂的剂型是
    A. 气雾剂
    B. 醑剂
    C. 泡腾片
    D. 口腔贴片
    E. 栓剂

29. 关于药物通过生物膜转运的错误表述是
    A. 大多数药物通过被动扩散方式透过生物膜
    B. 一些生命必需物质（如 K^+、Na^+ 等），通过被动转运方式透过生物膜
    C. 主动转运可被代谢抑制剂所抑制
    D. 易化扩散的转运速度大大超过被动扩散
    E. 主动转运药物的吸收速度可以用米氏方程式描述

30. 食物对药物吸收的影响表述，错误的是
    A. 食物使固体制剂的崩解、药物的溶出变慢
    B. 食物的存在增加胃肠道内容物的黏度，使药物吸收变慢
    C. 延长胃排空时间，减少药物的吸收
    D. 促进胆汁分泌，能增加一些难溶性药物的吸收量
    E. 食物改变胃肠道 pH，影响弱酸弱碱性药物吸收

31. 当药物对某些组织有特殊亲和性时，这种药物连续应用，该组织中的药物浓度有逐渐升高的趋势，称为
    A. 分布
    B. 代谢
    C. 排泄
    D. 蓄积
    E. 转化

32. 关于治疗药物监测的说法不正确的是
    A. 治疗药物监测可以保证药物的安全性
    B. 治疗药物监测可以保证药物的有效性
    C. 治疗药物监测可以指导临床合理用药方案的制定
    D. 所有药物都需要进行血药浓度的监测
    E. 治疗药物监测可以明确血药浓度与临床疗效的关系

33. 不同企业生产的同一种药物的不同制剂，处方和生产工艺可能不同，评价不同制剂间的吸收速度和程度是否一致，可采取的评价方式是
    A. 生物等效性试验
    B. 微生物限度检查法
    C. 血浆蛋白结合率测定法
    D. 平均停留时间比较法
    E. 稳定性试验

34. 以下"WHO 定义的药品不良反应"的叙述中，关键的字句是

A. 任何有伤害的反应
B. 任何与用药目的无关的反应
C. 在调节生理功能过程中出现
D. 在正常用法、用量下服用药物后机体所出现
E. 在预防、诊断和治疗疾病过程中出现

35. 药物对动物急性毒性的关系是
A. LD_{50}越大,毒性越小
B. LD_{50}越小,安全性越高
C. LD_{50}越小,越易发生过敏反应
D. LD_{50}越大,越易发生毒性反应
E. LD_{50}越大,越易发生特异质反应

36. 某药的量-效关系曲线平行右移,但其最大效应不变,说明可能
A. 效价增加
B. 作用受体改变
C. 作用机制改变
D. 有竞争性拮抗药存在
E. 有反向激动药存在

37. 人类基因组的遗传多态性中,哪种是分布最广泛的可遗传变异
A. 限制性片段长度多态性
B. DNA重复序列的多态性
C. 单核苷酸多态性
D. RNA序列的多态性
E. 遗传片段长度的多态性

38. 下列机体功能中没有昼夜规律的是
A. 心排血量
B. 各种体液分泌的速度及pH
C. 肝肾血流量
D. 药物代谢酶活性
E. 神经反应

39. 哪种药物可以使红细胞中的血红蛋白转变为高铁血红蛋白
A. H_2受体阻滞剂
B. 磺胺类
C. 阿托品
D. 乙酰胆碱
E. 糖皮质激素

40. 关于药物的治疗作用,正确的是
A. 符合用药目的的作用
B. 补充治疗不能纠正的病因
C. 与用药目的无关的作用
D. 主要指可消除致病因子的作用
E. 只改善症状,不是治疗作用

二、配伍选择题

答题说明

共60题,每题1分。题目分为若干组,每组题目对应同一组备选项,备选项可重复选用,也可不选用。每题只有1个备选项最符合题意。

[41~42]
A. 药物剂型
B. 药物制剂
C. 药剂学
D. 调剂学
E. 方剂

41. 将原料药物按照某种剂型制成一定规格并具有一定质量标准的具体品种称为

42. 治疗或预防的需要而制备的不同给药形式称为

[43~44]
A. 甾体
B. 吩噻嗪环
C. 二氢吡啶环
D. 鸟嘌呤环
E. 喹啉酮环

43. 阿昔洛韦( )的母核结构是

44. 醋酸氢化可的松( )的母核结构是

[45~48]
A. 降低介电常数使注射液稳定
B. 防止药物水解
C. 防止药物氧化
D. 降低离子强度使药物稳定
E. 防止药物聚合

45. 巴比妥钠注射剂中加入60%丙二醇的目的是
46. 硫酸锌滴眼剂中加入少量硼酸的目的是
47. 青霉素G钾制成粉针剂的目的是
48. 维生素A制成微囊的目的是

[49~51]
A. 弱酸性药物
B. 弱碱性药物
C. 强碱性药物
D. 两性药物
E. 中性药物

49. 在胃中易吸收的药物是
50. 在肠道易吸收的药物是
51. 在消化道难吸收的药物是

[52~54]
A. 共价键
B. 氢键
C. 离子-偶极和偶极-偶极相互作用
D. 范德华引力
E. 疏水性相互作用

52. 乙酰胆碱与受体的作用,形成的主要键合类型是
53. 烷化剂环磷酰胺与DNA碱基之间形成的主要键合类型是
54. 碳酸与碳酸酐酶的结合,形成的主要键合类型是

[55~56]
A. 氧化反应
B. 重排反应
C. 卤代反应
D. 甲基化反应
E. 乙基化反应

55. 第Ⅰ相生物转化代谢中发生的反应是
56. 第Ⅱ相生物结合代谢中发生的反应是

[57~60]
A. 磺胺甲基异噁唑 400mg
B. 甲氧苄啶 80g
C. 10% 淀粉浆 24g
D. 干淀粉 23g
E. 硬脂酸镁 3g

复方新诺明片的处方中:
57. 外加崩解剂是
58. 黏合剂是
59. 润滑剂是
60. 抗菌增效剂是

[61~62]
A. 稀释法
B. 物理凝聚法
C. 溶解法
D. 干胶法
E. 复凝聚法

61. 制备混悬剂的方法
62. 制备乳剂的方法

[63~65]
A. 耐热性
B. 水溶性
C. 吸附性
D. 不挥发性
E. 可被强氧化剂破坏

63. 向注射液中加入活性炭,利用了热原的哪些性质
64. 蒸馏法制备注射用水,利用了热原的哪些性质
65. 玻璃容器650℃,1分钟热处理,利用了热原的哪些性质

[66~68]
A. 载药量
B. 渗漏率
C. 磷脂氧化指数
D. 释放度
E. 包封率

66. 在脂质体的质量要求中,表示微粒(靶向)制剂中所含的药物量项目是
67. 在脂质体的质量要求中,表示脂质体化学稳定

性的项目是

68. 在脂质体的质量要求中,表示脂质体物理稳定性的项目是

[69~72]
A. 微球
B. pH 敏感脂质体
C. 磷脂和胆固醇
D. 纳米粒
E. 前体药物

69. 为提高脂质体的靶向性而加以修饰的脂质体为
70. 药物溶解或分散在高分子材料形成的微小球状实体为
71. 由高分子物质组成的基质骨架型固体胶体粒子称为
72. 在体内使活性的母体药物再生而发挥其治疗作用的是

[73~76]
A. 药物的吸收
B. 药物的分布
C. 药物的生物转化
D. 药物的排泄
E. 药物的消除

73. 药物及其代谢产物自血液排出体外的过程是
74. 药物在体内转化或代谢的过程是
75. 药物从给药部位进入血液循环的过程是
76. 药物从血液到作用部位或组织器官的过程是

[77~80]
A. 药物经颈内静脉到达心脏,再进入体循环,避免了肝脏的首过效应
B. 吸收面积大而且极为迅速,可避免肝脏的首过效应
C. 药物不易在此处被吸收,必加入促渗剂
D. 不存在吸收过程,起效十分迅速
E. 有时可避免肝脏的首过效应,有时不能避免肝脏的首过效应

77. 肺部给药的特点为
78. 皮肤给药的特点为
79. 静脉给药的特点为

80. 直肠给药的特点为

[81~82]
A. 表观分布容积
B. 肠-肝循环
C. 生物半衰期
D. 生物利用度
E. 首过效应

81. 药物随胆汁进入小肠后被小肠重新吸收的现象称为
82. 服用药物后到达体循环使原形药物量减少的现象称为

[83~85]
A. 临床常用的有效剂量
B. 药物能引起的最大效应
C. 引起50%最大效应的剂量
D. 引起等效应反应的相对剂量
E. 引起药物效应的最低药物浓度

83. 半数有效量(ED_{50})是指
84. 效能是指
85. 阈浓度是指

[86~87]
A. 乙酰化代谢异常
B. G-6-PD 缺陷
C. 红细胞生化异常
D. 性别
E. 年龄

86. 应用伯氨喹后极易引起溶血性贫血是因为
87. 引起灰婴综合征的因素是

[88~89]
A. 耐受性
B. 依赖性
C. 耐药性
D. 继发反应
E. 特异质反应

88. 连续用药后,病原体对药物的敏感性降低称为
89. 连续用药后,机体对药物的反应性降低称为

[90~92]
A. 滤过
B. 简单扩散
C. 胞饮
D. 吞噬
E. 胞吐

90. 细胞通过膜动转运摄取液体称为
91. 细胞通过膜动转运摄取微粒或大分子物质称为
92. 细胞通过膜动转运把大分子物质从细胞内转运到细胞外称为

[93~94]
A. 药物动力学模型
B. 隔室模型理论
C. 单室模型
D. 二室模型
E. 多室模型

93. 在药物动力学中药物在体内的转运可看成是药物在隔室间的转运,这种理论称为
94. 药物进入体循环后迅速分布于可以达到的组织、器官和体液中,此模型称为

[95~98]
A. 纯度检查
B. 测定含量
C. 有效性检查
D. 均一性检查
E. 安全性检查

95. 片剂含量均匀度的检查为
96. 药品中杂质的检查为
97. 含氟有机药物"含氟量"的检查为
98. 原料药中重金属与注射液中热原的检查为

[99~100]

99. 分子中含有苯甲酰胺结构,通过拮抗多巴胺 D_2 受体,具有促胃动力和止吐作用的药物是
100. 分子中含有咪唑环结构,通过拮抗 5-羟色胺受体而产生止吐作用的药物是

三、综合分析选择题

答题说明

共10题,每题1分。题目分为若干组,每组题目基于同一个临床情景、病例、实例或者案例的背景信息逐题展开。每题的备选项中,只有1个最符合题意。

[101~104]
患者,女,53岁。脑梗病史5年,长期服用华法林,以改善脑梗症状。近日,夜晚常感失眠、焦虑、心情烦躁,服用苯巴比妥2日。

101. 根据患者描述的情况,合理化的建议是
A. 增加苯巴比妥的用量
B. 增加华法林的用量
C. 减少苯巴比妥的用量

D. 减少华法林的用量
E. 停用华法林

102. 关于药物相互作用,不正确的是
   A. 包括体外相互作用、药动学方面药物相互作用、药效学方面药物相互作用三种方式
   B. 同时使用两种或两种以上的药物,一种药物的作用由于其他药物的干扰,使该药物的疗效发生变化或产生不良反应
   C. 相互作用增强,疗效提高,毒性加大
   D. 相互作用减弱,疗效减弱,毒性减轻
   E. 不将两种或两种以上的药物合用,以避免相互作用

103. 药物进入体内,与血浆蛋白结合,形成结合型药物,该种药物不具备的性质是
   A. 不可逆性
   B. 无药理活性
   C. 不能通过血脑屏障
   D. 不能被肝脏代谢灭活
   E. 不能被肾排泄

104. 不属于药动学方面影响药物吸收的因素有
   A. pH 的影响
   B. 离子的作用
   C. 改变组织分布量
   D. 胃肠道的影响
   E. 肠吸收功能的影响

[105~107]
患者,男,31 岁。因冒大雨送快递而感冒,发烧 39.5℃,鼻塞、头痛,自行按照说明书服用阿司匹林片剂,后从报道中获知阿司匹林在抑制脑卒中和心脏病发作方面也有优势。

105. 阿司匹林解热、镇痛、抗炎的作用机理
   A. 抑制炎症因子的合成
   B. 抑制 PG 合成
   C. 抑制下丘脑体温调节中枢
   D. 中和内毒素
   E. 药物直接作用于体温调节中枢

106. 阿司匹林原料药不需检查的特殊杂质项目是
   A. 游离苯甲酸
   B. 游离水杨酸
   C. 易碳化物
   D. 溶液的澄清度
   E. 重金属检查

107. 阿司匹林片久置空气中,易变色的原因是
   A. 结构中产生互变异构体
   B. 吸收空气中的其他物质,发生化学变化
   C. 酯键水解
   D. 还原分解
   E. 脱羧基

[108~110]
患者,男,20 岁。始见感冒症状,很快出现寒战、咳嗽、胸痛和血痰等症状。体温在数小时内上升至 39~40℃,呈稽留热型,并伴头痛、乏力和全身肌肉酸痛。考虑为肺炎链球菌感染,首选青霉素 G。

108. 使用青霉素时,医疗单位需配备
   A. 去甲肾上腺素
   B. 肾上腺素
   C. 异丙肾上腺素
   D. 去氧肾上腺素
   E. 甲氧明

109. 临床常用青霉素钠盐注射,其不能口服的原因是
   A. 易被胃蛋白酶破坏
   B. 首过消除作用较强
   C. 胃酸易使酰胺侧链及 β-内酰胺环开环失活
   D. 青霉素分子量较大,不易吸收
   E. 生物利用度低

110. 青霉素与丙磺舒合用,可增强青霉素作用强度的原因是
   A. 丙磺舒可增加青霉素吸收速率,增加青霉素抗菌作用
   B. 丙磺舒可增加青霉素的血浆蛋白结合率
   C. 加速青霉素重吸收作用
   D. 丙磺舒是肝药酶抑制剂
   E. 竞争肾小管分泌,提高青霉素血药浓度,降低其排泄速度

四、多项选择题

答题说明

共10题,每题1分。每题的备选项中,有2个或2个以上符合题意,错选、少选均不得分。

111. 下列属于Ⅰ类药品包装材料的有
    A. 塑料输液瓶或袋
    B. 固体或液体药用塑料瓶
    C. 玻璃输液瓶
    D. 玻璃口服液瓶
    E. 输液瓶铝盖

112. 按照分散体系进行分类,药物剂型可分为
    A. 真溶液类
    B. 胶体溶液类
    C. 固体分散类
    D. 乳剂类
    E. 混悬液类

113. 手性药物的对映体之间药物活性差异主要有
    A. 具有等同的药理活性和强度
    B. 产生相同的药理活性,但强弱不同
    C. 一个有活性,一个没有活性
    D. 产生相反的活性
    E. 产生不同类型的药理活性

114. 属于第Ⅱ相生物转化的反应有
    A. 对乙酰氨基酚和葡萄糖醛酸的结合反应
    B. 沙丁胺醇和硫酸的结合反应
    C. 白消安和谷胱甘肽的结合反应
    D. 对氨基水杨酸的乙酰化结合反应
    E. 肾上腺素的甲基化结合反应

115. 吗啡的分解产物和体内代谢产物包括
    A. 伪吗啡
    B. N-氧化吗啡
    C. 阿扑吗啡
    D. 去甲吗啡
    E. 可待因

116. 热原的污染途径包括
    A. 从溶剂中带入
    B. 从原辅料中带入
    C. 从容器、用具、管道和装置等带入
    D. 使用过程带入
    E. 包装时带入

117. 贴剂的优点有
    A. 减少用药次数
    B. 改善患者用药顺应性
    C. 减少胃肠给药的副作用
    D. 根据临床需要,可灵活调整给药方案
    E. 制备工艺成熟,产业化成本较低

118. 以下被动转运具备的特征为
    A. 不消耗能量
    B. 有结构和部位专属性
    C. 由高浓度向低浓度转运
    D. 借助载体进行转运
    E. 有饱和状态

119. 致依赖性药物的依赖性表现为
    A. 欣快感
    B. 成瘾性
    C. 强烈欲望
    D. 戒断综合征
    E. 中枢神经系统适应状态

120. 药物与内源性靶点分子结合发挥的作用中可导致毒性作用的有哪些
    A. 抑制受体
    B. 进入机体后对酶系统具有直接作用
    C. 机体内功能蛋白相互作用而改变其构象或结构
    D. 影响DNA的模板功能
    E. 激活受体

药学专业知识(一)押题秘卷答案与解析

押题秘卷(一)答案

1. E	2. A	3. D	4. C	5. B	6. D	7. B	8. C	9. D	10. A
11. D	12. E	13. A	14. B	15. B	16. D	17. A	18. C	19. B	20. B
21. A	22. E	23. B	24. D	25. C	26. A	27. A	28. E	29. A	30. E
31. D	32. D	33. C	34. E	35. B	36. C	37. E	38. D	39. B	40. D
41. B	42. B	43. D	44. A	45. D	46. C	47. E	48. B	49. D	50. E
51. C	52. B	53. A	54. C	55. E	56. D	57. B	58. A	59. D	60. D
61. E	62. C	63. B	64. C	65. B	66. A	67. A	68. B	69. D	70. E
71. A	72. B	73. C	74. A	75. D	76. C	77. A	78. C	79. D	80. B
81. B	82. C	83. A	84. D	85. A	86. C	87. D	88. C	89. D	90. E
91. E	92. B	93. D	94. A	95. B	96. B	97. C	98. D	99. B	100. A
101. D	102. D	103. C	104. D	105. B	106. B	107. C	108. B	109. C	110. B

| 111. BCD | 112. ADE | 113. ABCE | 114. ABCDE | 115. BCDE |
| 116. ABCE | 117. ABDE | 118. ABCDE | 119. ABC | 120. ABD |

押题秘卷(一)解析

2.解析:表观分布容积是体内药量与血药浓度间相互关系的一个比例常数,表观分布容积的单位通常以"L"或"L/kg"表示。故本题选A。

4.解析:在喹诺酮类抗菌药分子中的关键药效团是3位羧基和4位羰基,该药效团极易和钙、镁、铁、锌等金属元素螯合,不仅降低了药物的抗菌活性,也是造成因体内金属离子流失,引起妇女、老人和儿童缺钙、贫血、缺锌等副作用的主要原因。故本题选C。

7.解析:阿托品特异性地阻断M胆碱受体,但其药理效应选择性并不高,对心脏、血管、平滑肌、腺体及中枢神经系统都有影响,而且有的兴奋、有的抑制。故本题选B。

10.解析:含有1,2-苯并噻嗪结构的抗炎药被称为昔康类。美洛昔康属于昔康类药物。其余选项均为芳基烷酸类。故本题选A。

13.解析:应用到皮肤上的药物,先从制剂中释放到皮肤表面,溶解的药物分配进入角质层,扩散通过角质层到达活性表皮,继续扩散到达真皮,被毛细血管吸收进入血液循环。药物渗透通过皮肤进入血液循环的主要途径是通过角质层和活性表皮进入真皮被毛细血管吸收进入血液循环,即表皮途径。故本题选A。

14.解析:四环素通过干扰肝细胞的代谢过程,抑制甘油三酯从肝内析出,抑制脂肪受体蛋白的合成而导致肝内脂肪堆积形成脂肪肝。故本题选B。

15.解析:停药反应是指患者长期应用某种药物,突然停药后出现原有疾病加剧的现象,又称回跃反应或反跳。例如,长期应用β受体阻滞药普萘洛尔治疗高血压、心绞痛等,可使β受体密度上调而对内源性去甲肾上腺素能神经递质的敏感性增高,如突然停药,则会出现血压升高或心绞痛发作;长期服用中枢性降压药可乐定治疗高血压,突然停药,次日血压明显升高。临床对这类药物,如需停药,应逐步减量以免发生危险。故本题选B。

16.解析:有些个体对药物剂量反应非常敏感,即在低于常用量下药物作用表现很强烈,称之为高敏性(hypersensitivity)。儿童对中枢兴奋药和中枢抑制药特别敏感,例如抗组织胺药和巴比妥类药,通常表现为镇静作用。故本题选D。

18.解析:相加作用是指两药合用的作用是两药单用时的作用之和。例如,在高血压的治疗中,常采用两种作用环节不同的药物合用,可使降压作用相加,而各药剂量减少,不良反应降低,如β受体阻滞药阿替洛尔与利尿药氢氯噻嗪合用。故本题选C。

19.解析:矫味剂系指药品中用以改善或屏蔽药物不良气味和味道,使患者难以觉察药物的强烈苦味(或其他异味如辛辣、刺激等)的药用辅料。矫味剂分为甜味剂、芳香剂、胶浆剂、泡腾剂等类型。故本题选B。

21.解析:有效期若标注到日,应当标注为起算日期(生产日期或生产批号,通常为生产日期)对应年月日的前一天;若标注到月,应当为起算月份对应年月的前一月。故本题选A。

22.解析:洛伐他汀是天然的他汀类药物,但由于分子中存在内酯结构,所以体外无HMG-CoA还原酶抑制作用,需进入体内后分子中的羟基内酯结构水解为3,5-二羟基戊酸才表现出活性。故本题选E。

24.药物剂型的重要性有①可改变药物的作用性质。②可调节药物的作用速度。③可降低(或消除)药物的不良反应。④可产生靶向作用。⑤可提高药物的稳定性。⑥可影响疗效。故本题选D。

25.解析:脂质体作为一种具有多种功能的药物载体,可包封水溶性和脂溶性两种类型的药物。通常要求脂质体的药物包封率达80%以上,药物被脂质体包封后具有以下特点①靶向性和淋巴定向性。②缓释和长效性。③细胞亲和性与组织相容性。④降低药物毒性。⑤提高药物稳定性。脂质体是具有类似生物膜结构的泡囊,有细胞亲和性与组织相容性,长时间吸附于靶细胞周围,使药物能充分向靶细胞组织渗透。故本题选C。

26.解析:A为艾司唑仑,B为伊普唑仑,C为三唑仑,D为阿普唑仑,E为咪达唑仑。艾司唑仑为苯二氮䓬环的1,2位并合三氮唑环的产物,该基团引入使苯二氮䓬环的1,2位不易水解,因而增加了化学稳定性和代谢稳定性,也增强了药物与受体的亲和力。故本题选A。

28. 解析:有些药物并无特异性作用机制,而主要与理化性质有关。例如,消毒防腐药对蛋白质有变性作用,因此只能用于体外杀菌或防腐,不能内服。另外,还有酚类、醇类、醛类和重金属盐类等蛋白沉淀剂。有些药物利用自身酸碱性,产生中和反应或调节血液酸碱平衡,如碳酸氢钠、氯化铵等。故本题选E。

31. 解析:NO生成后不仅能对自身细胞,也能对邻近细胞中的靶分子发生作用,发挥细胞或突触的信息传递作用。因此,NO是一种既有第一信使特征,也有第二信使特征的信使分子。故本题选D。

33. 解析:A为西咪替丁,B为法莫替丁,C为盐酸雷尼替丁,D为尼扎替丁,E为奥美拉唑。盐酸雷尼替丁碱性基团取代的芳杂环为二甲胺基甲基呋喃,氢键键合的极性药效团是二氨基硝基乙烯,为反式体,顺式体无活性。故本题选C。

35. 解析:遗传因素对药效学的影响主要改变药物作用靶点(包括受体)对药物的反应性或敏感性,以及下游信号分子的遗传多态性对药物效应的影响,而不影响作用部位药物的浓度。故本题选B。

38. 解析:B型反应是指与药物常规药理作用无关的异常反应。特点是①与用药剂量无关。②难以预测。③发生率较低但死亡率较高。B型反应包含特异质反应和过敏反应。故本题选D。

40. 解析:药物分子中的羟基一方面增加药物分子的水溶性,另一方面可能会与受体发生氢键结合,增强与受体的结合力,改变生物活性。故本题选D。

[41~43]解析:注射用辅酶A的无菌冻干制剂,辅酶A为白色或微黄色粉末,有吸湿性,易溶于水。不溶于丙酮、乙醚、乙醇,易被空气、过氧化氢、碘、高锰酸盐等氧化成无活性二硫化物,故在制剂中加入半胱氨酸等作为稳定剂。用甘露醇、水解明胶等作为赋形剂,即填充剂。故41题选B,42题选B,43题选D。

[47~49]解析:引起急性肾小管坏死,常见的药物有氨基糖苷类抗生素、两性霉素B、造影剂和环孢素等,故47题选E。引起中毒性表皮坏死,常见

的药物有磺胺类(药物的活性代谢物降解障碍)、抗惊厥药、别嘌醇、非甾体抗炎药等,故48题选B。引起尖端扭转性室性心动过速的常见药物有奎尼丁、利多卡因、美心律、恩卡因、氟卡胺、胺碘酮、安搏律定、溴苄胺、硝苯地平、洋地黄类、异丙肾上腺素、氯丙嗪、异丙嗪、阿米替林及一些新型的H_1受体阻滞药,例如阿司咪唑等,故49题选D。

[52~54]解析:大豆磷脂在静脉注射脂肪乳剂中起乳化剂的作用。故52题选B。精制豆油在静脉注射脂肪乳剂中的作用是油相。故53题选A。甘油在静脉注射脂肪乳剂中的作用是等渗调节剂。故54题选C。

[55~56]解析:药品的通用名,也称为国际非专利药品名称,是世界卫生组织(WHO)推荐使用的名称,故55题选E。含同样活性成分的同一药品,每个企业应有自己的商品名,不得冒用、顶替别人的药品商品名称,故56题选D。

[57~59]解析:$C = Ae^{-\alpha t} + Be^{-\beta t}$表示双室模型静脉注射给药血药浓度时间关系式,故57题选B;$C = \dfrac{k_0}{kV}(1 - e^{-kt})$是静脉滴注血药浓度$C$与时间$t$的关系式,故58题选A。$\lg C = -\dfrac{k}{2.303}t + \lg C_0$表示单室模型静脉注射给药,血药浓度随时间变化的指数函数表达式,故59题选D。

[70~71]解析:给药途径不同,药物的作用也不同。如硫酸镁,肌内或静脉注射时,可以产生镇静解痉和降低血压的作用,而口服则产生导泻作用,故70题选E。静脉注射或滴注,直接进入血液而生效,适用于急、重症患者的治疗,故71题选A。

[74~76]解析:药物的蛋白结合不仅影响药物的体内分布,也影响药物的代谢和排泄。血浆蛋白结合率高的药物,在血浆中的游离浓度小,结合率低的在血浆中的游离药物浓度高,故74题选A。淋巴循环可使药物不通过肝脏从而避免首过效应;脂肪和蛋白质等大分子物质转运依赖淋巴系统,故75题选D。肠-肝循环是指随胆汁排入十二指肠的药物或其代谢物,在肠道中重新被吸收,经门静脉返回肝脏,重新进入血液循环的现象。有肠-肝循环的药物在体内能停留较长时间。一些药物会因肠-肝循环在血药浓度-时间曲线上出现第二个峰,即产生双峰现象,故76题选C。

[77~80]解析:氨基糖苷类抗生素和抗恶性肿瘤药对肾脏的损害主要是近曲小管。故77题选A。头孢菌素类、万古霉素、别嘌醇的主要靶部位是髓袢。故78题选C。溴隐亭、甲氨蝶呤的主要靶部位是集合管。故79题选D。解热镇痛抗炎药的主要靶部位是肾小球。故80题本题选B。

[81~82]解析:血液与脑组织之间存在屏障,脑组织对外来物质有选择地摄取的能力称为血脑屏障。故81题选B。肠-肝循环是指随胆汁排入十二指肠的药物或其代谢物,在肠道中重新被吸收,经门静脉返回肝脏,重新进入血液循环的现象。在母体循环系统与胎儿循环系统之间存在着胎盘屏障。故82题选C。

[85~87]解析:加速试验实验条件:温度30℃±2℃,相对湿度35%±5%的条件进行试验。故85题选A。对温度特别敏感的药物制剂,预计只能在冰箱(2~8℃)内保存使用,此类药物制剂的加速试验,可在温度25℃±2℃、相对湿度60%±5%的条件下进行,时间为6个月。故86题选C。对温度特别敏感的药品,长期试验可在温度5℃±3℃的条件下放置12个月。故87题选D。

[96~97]解析:雄激素的化学结构为雄甾烷类。天然雄激素有睾酮和雄烯二酮。故96题选B。雌激素在化学结构上都属于雌甾烷类。天然的雌激素有雌二醇、雌酮和雌三醇。故97题选C。

[98~100]解析:缬沙坦可和氨氯地平组成复方用于治疗原发性高血压,特别是单药治疗不能充分控制血压的患者,故98题选D。舒林酸属前体药物,它在体外无效,在体内经肝代谢,甲基亚砜基被还原为甲硫基化合物而显示生物活性,故99题选B。对乙酰氨基酚主要与体内葡萄糖醛酸结合或形成硫酸酯直接从肾脏排出,极少部分可由细胞色素P450氧化酶系统代谢为对肝有毒害的N-羟基衍生物,此物质还可转化成毒性代谢产物乙酰亚胺醌,该代谢产物是对乙酰氨基酚产生肾毒性和肝毒性的主要原因,故100题选A。

102.解析:口服缓控释制剂的特点包括①可减少给药次数。②可提高病人的服药顺应性。③可避免或减少血药浓度的峰谷现象。④有利于降低药物的毒副作用。但不能降低肝首过效应。故本题选D。

112.解析:艾司唑仑苯二氮䓬环的1,2位并合三氮唑环的产物,该基团引入使苯二氮䓬环的1,2位不易水解,因而增加了化学稳定性和代谢稳定性,也增强了药物与受体的亲和力;三唑仑三氮唑分子中的甲基提高了脂溶性,使其起效快,但该甲基易被代谢成羟甲基失去活性,而成为短效镇静催眠药;阿普唑仑与三唑仑的区别仅是6位为苯基,三唑仑的6位为2'-氯苯基。故本题选ADE。

113.解析:包合技术的特点有①可增加药物溶解度和生物利用度。②掩盖药物的不良气味,降低药物的刺激性。③减少挥发性成分损失,并使液体药物粉末化。④提高易受热、湿、光照等影响的药物的稳定性。故本题选ABCE。

116.解析:第Ⅰ相生物转化,也称为药物的官能团化反应,是体内的酶对药物分子进行的氧化、还原、水解、羟基化等反应,在药物分子中引入或使药物分子暴露出极性基团,如羟基、羧基、巯基、氨基等。故本题选ABCE。

117.解析:变态反应是指机体受药物刺激所发生的异常免疫反应,引起机体生理功能障碍或组织损伤,也称过敏反应。非肽类药物作为半抗原与机体蛋白结合为全抗原后,经过接触10天左右的敏感化过程而发生变态反应。某些生物制品则是全抗原,从而引起变态反应。变态反应常见于过敏体质患者,反应性质与药物原有效应和剂量无关,用药理性拮抗药解救无效;反应的严重程度差异很大,从轻微的皮疹、发热至造血系统抑制、肝肾功能损害、休克等;可能只有一种症状也可能多种症状同时出现;停药后反应逐渐消失,再用时可能再发。故本题选ABDE。

押题秘卷(二)答案

1. D	2. A	3. A	4. C	5. B	6. D	7. A	8. C	9. B	10. D
11. A	12. B	13. B	14. B	15. A	16. E	17. B	18. E	19. A	20. B
21. D	22. E	23. A	24. C	25. B	26. B	27. B	28. E	29. B	30. A
31. C	32. C	33. B	34. A	35. B	36. C	37. C	38. B	39. B	40. D
41. B	42. D	43. A	44. C	45. A	46. B	47. A	48. B	49. C	50. D
51. D	52. A	53. C	54. B	55. D	56. E	57. C	58. E	59. D	60. C
61. B	62. A	63. C	64. B	65. A	66. C	67. D	68. A	69. B	70. C
71. E	72. A	73. D	74. D	75. C	76. D	77. E	78. C	79. E	80. B
81. A	82. D	83. B	84. A	85. C	86. E	87. A	88. C	89. E	90. E
91. D	92. A	93. C	94. E	95. D	96. A	97. B	98. D	99. A	100. B
101. C	102. D	103. E	104. A	105. B	106. C	107. D	108. E	109. B	110. C

111. ABCDE 112. ABCDE 113. ABCDE 114. ABCDE 115. BCDE
116. ABCDE 117. ABCDE 118. ACD 119. DE 120. ABCE

押题秘卷(二)解析

2.解析:化学不稳定性是指药物由于水解、氧化、还原、光解、异构化、聚合、脱羧,以及药物相互作用产生的化学反应,使药物含量(或效价)、色泽产生变化。物理不稳定性是指制剂的物理性能发生变化,如混悬剂中药物颗粒结块、结晶生长,乳剂的分层、破裂,胶体制剂的老化、片剂崩解度、溶出速度的改变等。故本题选A。

3.解析:高效液相色谱法的定量方法采用标准对照法,以峰高(h)或峰面积(A)定量,但通常以峰面积定量,只有当色谱峰的拖尾因子(T)在0.95~1.05时,方可用峰高定量。故本题选A。

4.解析:以共价键结合的药物,是一种不可逆的结合形式,多发生在化学治疗药物的作用机制上,盐酸普鲁卡因与生物大分子键合形式为非共价键键合,其与受体作用如下:

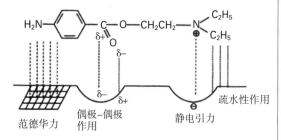

故本题选C。

6.解析:第Ⅰ相生物转化,也称为药物的官能团化反应,是体内的酶对药物分子进行的氧化、还原、水解、羟基化等反应,在药物分子中引入或使药物分子暴露出极性基团,如羟基、羧基、巯基、氨基等。氨基的乙酰化反应是在酶的催化下药物或代谢物的一条重要的代谢途径,属于第Ⅱ相生物转化,故本题选D。

9.解析:临床上使用的H_2受体阻滞药主要有西咪替丁、盐酸雷尼替丁、法莫替丁、尼扎替丁及罗沙替丁。该药物为西咪替丁。西咪替丁化学结构由咪唑五元环、含硫醚的四原子链和末端取代胍三个部分构成。西咪替丁饱和水溶液呈弱碱性反应。故本题选B。

10.解析:A为阿拉普利,B为依那普利,C为赖诺普利,D为卡托普利,E为贝那普利。故本题选D。

12.解析:B为艾司佐匹克隆,作用在$GABA_A$受体-氯离子通道复合物的特殊位点上,与苯二氮䓬的结合位点完全不同;是佐匹克隆的$S-(+)-$异构体,具有很好的短效催眠作用。而左旋佐匹克隆对映体无活性,而且是引起毒副作用的主要原因。A为酒石酸唑吡坦,C为劳拉西泮,D为舒必利,E为氟西汀。故本题选B。

14.解析:糖浆剂系指含有药物的浓蔗糖水溶液,供口服使用。糖浆剂中的药物可以是化学药物也可以是药材的提取物。蔗糖能掩盖某些药物的苦味、咸味及其他不适臭味,使其容易服用,但糖浆剂易被真菌和其他微生物污染,使糖浆剂浑浊或变质。含蔗糖量应不低于45%(g/mL)。故本题选B。

15.解析:亲水性凝胶骨架材料,遇水膨胀后形成凝胶屏障控制药物的释放,常用的有羧甲基纤维素钠(CMC-Na)、甲基纤维素(MC)、羟丙基甲基纤维素(HPMC)、聚维酮(PVP)、卡波姆、海藻酸盐、脱乙酰壳多糖(壳聚糖)等。故本题选A。

23.解析:胃排空速率快对药物吸收可能产生的影响有①主要在胃吸收的药物吸收会减少,例如水杨酸盐;②主要在肠道吸收的药物吸收会加快或增多,如阿司匹林、地西泮、左旋多巴等。故本题选A。

24.解析:胃肠道主要包括胃、小肠和大肠三部分,大多数药物的最佳吸收部位是十二指肠或小肠上部,药物可以通过被动扩散途径吸收,小肠也是药物主动转运吸收的特异性部位。小肠液的pH 5~7,是弱碱性药物吸收的理想环境。胃黏膜表面虽然有许多皱襞,但由于缺乏绒毛,故吸收面积有限,除一些弱酸性药物有较好吸收外,大多数药物吸收较差。从胃排出的酸性液到了十二指肠后,受胰腺分泌的胰液(pH 7.6~8.2)中的碳酸氢根离子中和,小肠的pH较胃液高得多,通常为5~7,有利于弱碱性药物的吸收。大肠黏膜分泌的肠液的pH更高,为8.3~8.4。主动转运的药物是在特定部位由载体或酶促系统进行吸收的,一般不受消化道pH变化的影响。故本题选C。

25.解析:与蛋白质结合的药物和血浆中的全部药物的比例,称血浆蛋白结合率。药物与蛋白质结合后,不能透过血管壁向组织转运,不能由肾小球滤过,也不能经肝脏代谢。因此,血浆蛋白结合率高,药物难以透过血管壁向组织分布。故本题选B。

26.解析:根据公式,达峰时间(T_{max}):$t_{max} = \frac{2.303}{k_a-k}\lg\frac{k_a}{k}$、峰浓度($C_{max}$):$C_{max} = \frac{FX_0}{V}e^{-kT_{max}}$可知药物的$T_{max}$由$k_a$、$k$决定,与剂量大小无关。而$C_{max}$与$X_0$成正比。故本题选B。

28.解析:生物利用度是指药物被吸收进入血液循环的速度与程度。可分绝对生物利用度与相对生物利用度。制剂的生物利用度应该用C_{max}、T_{max}和AUC三个指标全面地评价,它们也是制剂生物等效性评价的三个主要参数。生物利用度包括两方面内容:药物吸收速度与药物吸收程度。吸收程度,即药物进入血液循环的多少,可用血药浓度-时间曲线下面积AUC来表示,它与药物吸收总量成正比。故本题选E。

29.解析:罗非昔布属于COX-2抑制剂,在阻断前列环素(PGI_2)产生的同时,并不能抑制血栓素(TAX_2)的生成,有可能会打破体内促凝血和抗凝血系统的平衡,从而在理论上会增加心血管事件的发生率。故本题选B。

30.解析:大多数药物作用于受体发挥药理作用。例如,胰岛素激活胰岛素受体,阿托品阻断副交感神经末梢支效应器细胞上的M胆碱受体,肾上腺素激活α、β受体等。体内酶的种类多、分布广,有些药物以酶为作用靶点,对酶产生激活、诱导、抑制或复活等作用。许多药物是通过抑制酶活性产生治疗作用。例如,抗高血压药物依那普利抑制血管紧张素Ⅰ转化酶;解热、镇痛、抗炎药阿司匹林抑制环氧合酶;治疗充血性心力衰竭药地高辛抑制Na^+-K^+-ATP酶。有些药物可以直接作用于离子通道,产生药理作用。例如,局麻药利多卡因抑制Na^+通道,阻断神经冲动的传导,产生局麻作用;钙通道阻滞药硝苯地平可以阻滞Ca^{2+}通道,降低细胞内Ca^{2+}浓度,引起血管舒张,产生降压作用。一些抗肿瘤药就是通过干扰肿瘤细胞DNA和RNA的代谢过程而发挥作用。例如,氟尿嘧啶结构与尿嘧啶相似,掺入肿瘤细胞DNA、RNA中,干扰蛋白质合成而发挥抗肿瘤作用;磺胺类抗菌药通过抑制敏感细菌体内叶酸的代谢而干扰核酸的合成。有些药物通过补充生命代谢物质,治疗相应的缺乏症。例如,补充铁剂治疗缺铁性贫血;补充胰岛素治疗糖尿病;补充维生素、多种微量元素等。故本题选A。

31.解析:糖尿病患者尿钾排泄较多,其昼夜节律的峰值时间较正常人约延迟2小时,有视网膜病变的并发症患者还要再延迟2小时,在用胰岛素控制住血糖后4~5天此昼夜节律才能恢复正常。因此主张用胰岛素控制血糖后,继续用药观察,以尿钾排泄节律恢复正常作为指标。故本题选C。

34.解析:作用残留时间是指曲线从将到有效效应以下到作用完全消失的时间,此段时间内第二次给药,则须考虑前次用药的残留作用。在前次给药的"作用残留时间"内即进行第二次给药则可产生药物作用蓄积。起效时间指给药至时-效曲线与有效效应线首次相交点的时间,代表药物发生疗效以前的潜伏期;最大效应时间即给药后作用达到最大值的时间;疗效维持时间指从起效时间开始到时-效曲线下降到与有效效应线再次相交点之间的时间。这一参数对连续多次用药时选择用药的间隔时间有参考意义。故本题选A。

35.解析:具有非线性动力学特征药物的体内过程有以下特点①药物的消除不呈现一级动力学特征,遵从米氏方程。②当剂量增加时,药物消除速率常数变小、半衰期延长、清除率减小。③AUC和平均稳态血药浓度与剂量不成正比。④原药与代谢产物的组成比例随剂量改变而变化。⑤其他可能竞争酶或载体系统的药物,影响其动力学过程。故本题选B。

36.解析:搽剂在生产与贮藏期间均应符合下列有关规定①搽剂常用的溶剂有水、乙醇、液状石蜡、甘油或植物油等。②搽剂在贮藏时,乳状液若出现油相与水相分离,经振摇后应能重新形成乳状液;混悬液若出现沉淀物,经振摇应易分散,并具有足够的稳定性,以确保给药剂量的准确。易变质的搽剂应在临用前配制。③搽剂用时可加在绒布或其他柔软物料上,轻轻涂裹患处,所用的绒布或其他柔软物料应洁净。④除另有规定外,以水或稀乙醇为溶剂的一般应检查相对密度、pH;以乙醇为溶剂的应检查乙醇量;以油为溶剂的应无酸败等变质现象,并应检查折光率。⑤搽剂应稳定,根据需要可加入抑菌剂或抗氧剂。抑菌剂的抑菌效力应符合抑菌效力检查法的规定。⑥除另有规定外,搽剂应遮光、密闭贮存。故本题选C。

37.解析:除去容器或用具上热原的方法有高温法和酸碱法;除去药液或溶剂中热原的方法有吸附法、离子交换法、凝胶滤过法、超滤法、反渗透法、其他方法(采用两次以上湿热灭菌法,或适当提高灭菌温度和时间,处理含有热原的葡萄糖或甘露醇注射液亦能得到热原合格的产品。微波也可破坏热原)。故本题选C。

38.解析:氟西汀是5-HT再吸收的强效抑制药。氟西汀的口服吸收良好,进食不影响药物的生物利用度。氟西汀的主要代谢产物均为 N-去甲氟西汀,具有与氟西汀相同的生理活性。氟西汀分子中含有手性碳原子。故本题选B。

40.解析:药品的包装材料(药包材)可分别按使用方式、形状及材料组成进行分类。按使用方式分类:药包材可分为Ⅰ、Ⅱ、Ⅲ三类。Ⅰ类药包材指直接接触药品且直接使用的药品包装用材料、容器(如塑料输液瓶或袋、固体或液体药用塑料瓶等)。Ⅱ类药包材指直接接触药品,但便于清洗,在实际使用过程中,经清洗后需要并可以消毒灭菌的药品包装用材料、容器(如玻璃输液瓶、输液胶塞、玻璃口服液瓶等)。Ⅲ类药包材指Ⅰ、Ⅱ类以外的其他可能直接影响药品质量的药品包装用材料、容器(如输液瓶铝盖、铝塑组合盖等)。故本题选D。

[44~46]解析:检查项下包括反映药品的安全性与有效性的试验方法和限度、均一性与纯度等制备工艺要求等内容。故44题选C。贮藏是根据药品的稳定性,对药品贮存于保管的基本要求,以避免药品的污染或减缓药品在正常贮藏期内的降解。故45题选A。含量测定是指用规定的方法测定药物中有效成分的含量。故46题选B。

[51~54]解析:药物分子中的羟基一方面增加药物分子的水溶性,另一方面可能会与受体发生氢键结合,增强与受体的结合力,改变生物活性。故51题选D。药物分子中引入烃基,可提高化合物的脂溶性,增加油水分配系数。故52题选A。磺酸基的引入,使化合物的水溶性和解离度增加,不易通过生物膜,导致生物活性减弱,毒性降低。故53题选C。在药物分子中引入卤素,能影响药物分子的电荷分布,从而增强与受体的电性结合作用。故54题选B。

[60~62]解析:A为瑞舒伐他汀。故62题选A。B为厄贝沙坦。故61题选B。C为缬沙坦。故60题选C。D为替米沙坦,E为氯沙坦。

[63~65]解析:吉西他滨是用两个氟原子取代胞嘧啶核苷糖基C2'位的氢和羟基的衍生物。故63题选C。巯嘌呤为黄嘌呤6位羟基以巯基取代得到的衍生物,是嘌呤类抗代谢物的药物。故64题选B。甲氨蝶呤属于叶酸类抗代谢物的药物。故65题选A。

[66~68]解析:苯扎氯铵(洁尔灭)、苯扎溴铵(新洁尔灭)具有杀菌、渗透、清洁、乳化等作用。其中新洁尔灭水溶液的杀菌力很强,穿透性强,毒性较低,主要用作杀菌防腐剂。故66题选C。助溶剂为难溶性药物与加入的第三种物质在溶剂中形成可溶性分子间的络合物、缔合物或复盐等,以增加药物在溶剂中的溶解度。这第三种物质称为助溶剂。助溶剂多为某些有机酸及其盐类如苯甲酸、碘化钾等。故67题选D。潜溶剂指的是能形成氢键以增加难溶性药物溶解度的混合溶剂。能与水形成潜溶剂的有乙醇、丙二醇、甘油、聚乙二醇等。如甲硝唑在水中的溶解度为10%(W/V),使用水-乙醇混合溶剂,则溶解度提高5倍。故68题选A。

[72~73]解析:注射用水为纯化水经蒸馏所得的水,是最常用的注射用溶剂。可作为注射剂、滴眼剂等的溶剂或稀释剂和容器的清洗溶剂。故72题选A。灭菌注射用水为注射用水按照注射剂生产工艺制备所得,不含任何添加剂。临床应用的灭菌注射用水一般按药品批准文号管理,主要用于注射用灭菌粉末的溶剂或注射剂的稀释剂。灭菌注射用水灌装规格应该适应临床需要,避免大规格、多次使用造成的污染。故73题选D。

[76~77]解析:非线性消除的药动学,随着给药剂量增加药物在体外的消除速度会明显减慢,故清除率减小。故76题选D。达峰时间(T_{max})反映药物在体内的吸收速度,达峰时间越快,体内吸收速度越快。故77题选E。

[85~86]解析:起效时间是指给药至时-效曲

线与有效应线首次相交点的时间,代表药物发生疗效以前的潜伏期。故 85 题选 C。疗效维持时间指从起效时间开始到时-效曲线下降到与有效效应线再次相交点之间的时间。故 86 题选 E。

[87~89]解析:受体脱敏是指在长期使用一种激动药后,组织或细胞的受体对激动药的敏感性和反应性下降的现象。故 87 题选 A。受体增敏是指长期应用拮抗药,造成受体数量或敏感性提高。故 88 题选 C。同源脱敏是指只对一种类型的受体激动药的反应下降,而对其他类型受体激动药的反应性不变,因此又称特异性脱敏。故 89 题选 E。

[92~94]解析:清除率是表示从血液或血浆中清除药物的速率或效率的药动学参数。故 92 题选 A。双室模型假设身体由两部分组成,即药物分布速率比较大的中央室与分布较慢的周边室。故 93 题选 C。按照房室概念建立起来的、用以说明药物在体内吸收、分布、代谢、排泄过程特征的模型,称为房室模型。故 94 题选 E。

103.解析:注射剂的优点有①药效迅速,作用可靠。②适用于不宜口服的药物。③适用于不能口服给药的病人。④可以产生局部定位或延长药效的作用,有些注射液可以用于疾病诊断。故本题选 E。

111.解析:药用辅料应符合以下质量要求①药用辅料必须符合药用要求,供注射剂用的应符合注射用质量要求。②药用辅料应通过安全性评估,对人体无毒害作用,化学性质稳定,不与主药及其他辅料发生作用,不影响制剂的质量检验。③药用辅料的安全性,以及影响制剂生产、质量、安全性和有效性的性质应符合要求。④根据不同的生产工艺及用途,药用辅料的残留溶剂、微生物限度或无菌应符合要求;注射用药用辅料的热原或细菌内毒素、无菌等应符合要求。故本题选 ABCDE。

112.解析:药物对 CYP450 的抑制作用会导致体内 CYP450 的活性降低,对其他同时使用的药物的代谢降低和减少,放大同服药物的生物活性,产生严重的药物相互作用,增加药物的毒副作用。故本题选 ABCDE。

116.解析:药物的作用机制包括作用于受体、影响酶的活性、影响细胞膜离子通道、干扰核酸代谢、补充体内物质、改变细胞周围环境的理化性质、影响生理活性物质及其转运体、影响机体免疫功能、非特异性作用。故本题选 ABCDE。

118.解析:主动转运的特点有①逆浓度梯度转运。②需要消耗机体能量,能量的来源主要由细胞代谢产生的 ATP 提供。③转运速度与载体量有关,往往可出现饱和现象。④可与结构类似的物质发生竞争现象。⑤受抑制剂的影响。⑥具有结构特异性。⑦主动转运还有部位特异性。故本题选 ACD。

119.解析:羟乙基淀粉注射液又名 706 代血浆,是将淀粉经酸水解后再在碱性条件下与环氧乙烷反应(羟乙基化)而成。引入羟乙基使水解淀粉在输入血管后不易被水解,而在血循环系统中,以原形保持较长时间,其平均分子量以 2.5 万~4.5 万为宜,过大则易在体内蓄积,过小则易从血管中排出。右旋糖酐是一种葡萄糖聚合物,是目前最佳的血浆代用品之一。故本题选 DE。

120.解析:舍曲林及其代谢产物 N-去甲舍曲林;文拉法辛及其代谢产物 N-去甲文法拉辛;氟西汀及其代谢产物去甲氟西汀;阿米替林及其代谢产物去甲替林均有抗抑郁作用。帕利哌酮用于治疗精神分裂症。故本题选 ABCE。

押题秘卷(三)答案

1. C	2. C	3. C	4. B	5. C	6. D	7. B	8. A	9. E	10. E
11. C	12. A	13. A	14. A	15. E	16. D	17. C	18. C	19. C	20. D
21. C	22. B	23. C	24. D	25. C	26. C	27. C	28. E	29. C	30. B
31. C	32. E	33. D	34. A	35. B	36. E	37. B	38. E	39. B	40. A
41. B	42. C	43. A	44. A	45. B	46. B	47. A	48. D	49. A	50. D
51. E	52. B	53. A	54. D	55. C	56. A	57. B	58. D	59. C	60. B
61. E	62. D	63. C	64. C	65. E	66. A	67. A	68. E	69. C	70. A
71. C	72. D	73. E	74. B	75. D	76. A	77. C	78. B	79. B	80. A
81. E	82. B	83. A	84. A	85. C	86. A	87. B	88. E	89. A	90. B
91. E	92. A	93. B	94. C	95. A	96. B	97. C	98. E	99. B	100. E
101. B	102. D	103. A	104. C	105. C	106. B	107. C	108. C	109. C	110. B

111. BCD　　112. ACE　　113. ACDE　　114. ABD　　115. ACD
116. ABCDE　　117. ABCDE　　118. ABDE　　119. ABDE　　120. ADE

押题秘卷(三)解析

2.解析:按形态分类分为固体剂型、半固体剂型、液体剂型和气体剂型。按给药途径分类分为经胃肠道给药、非经胃肠道给药。按分散系统分为真溶液类、胶体溶液类、乳剂类、混悬液类、气体分散型、微粒分散型、固体分散型。按制法分类分为浸出制剂和无菌制剂。故本题选C。

4.解析:吗啡与甲醛-硫酸试液反应显紫堇色;尼可刹米与氢氧化钠试液加热,即发生二乙胺臭气,能使湿润的红色石蕊试纸变蓝色;氢化可的松在乙醇溶液中与硫酸苯肼加热显黄色;盐酸四环素与硫酸反应显深紫色,加入三氯化铁溶液变为红棕色;肾上腺素与三氯化铁试液反应则显翠绿色。故本题选B。

7.解析:药物分子结构的改变对药物脂水分配系数的影响比较大。影响药物的水溶性因素比较多,当分子中官能团形成氢键的能力和官能团的离子化程度较大时,药物的水溶性会增大。相反若药物结构中含有较大的烃基、卤素原子、脂环等非极性结构,导致药物的脂溶性增大。例如:当分子中引入极性较大的羟基时,药物的水溶性加大,脂水分配系数下降5~150倍,以羟基替换甲基时下降2~170倍。引入一个卤素原子,亲脂性会增高,脂水分配系数增加4~20倍,引入硫原子、烃基或将羟基换成烷氧基,药物的脂溶性也会增大。故本题选B。

9.解析:茶苯海明用于防治晕动症;如晕车、晕船、晕机所致的恶心、呕吐;对肿瘤化疗引起的恶心、呕吐无效。氯马斯汀临床上用其富马酸盐治疗荨麻疹、过敏性鼻炎、湿疹及其他过敏性皮肤病,也可用于治疗支气管哮喘。故本题选E。

11.解析:S和R两种光学异构体疗效一致,代谢选择性有区别。$(+)-R-$奥美拉唑的5位甲基被药物代谢酶CYP2C19羟基化而失活;$(-)-S-$异构体则主要被同工酶CYP3A4作用。故本题选C。

12.解析:噻唑烷二酮类胰岛素增敏药:该类药物结构上均具有噻唑烷二酮的结构,也可看作是苯丙酸的衍生物,主要有马来酸罗格列酮和盐酸吡格列酮,可使胰岛素对受体靶组织的敏感性增加,减少肝糖的产生,增强外周组织对葡萄糖的摄取。其作用靶点为细胞核的过氧化物酶增殖体激活受体。故本题选A。

13.解析:A为雄烯二酮,B为美雄酮,C为苯丙酸诺龙,D为炔诺酮,E为左炔诺孕酮。故本题选A。

15.解析:助溶剂多为某些有机酸及其盐类如苯甲酸、碘化钾等,酰胺或胺类化合物如乙二胺等,一些水溶性高分子化合物如聚乙烯吡咯烷酮等。助溶剂可溶于水,多为低分子化合物,形成的络合物多为大分子。故本题选E。

20.解析:双室模型假设身体由两部分组成,即药物分布速率比较大的中央室与分布较慢的周边室。中央室包括血液及血流供应充沛的组织如心、肝、肾、肺、内分泌腺及细胞外液;周边室代表血流供应较少的组织,如肌肉、皮肤、脂肪组织,药物在这些组织中的分布比较缓慢。药物进入体循环后,能很快分布在整个中央室并迅速达到平衡,同时药物在中央室和周边室之间进行可逆转运;一定时间后,中央室和周边室的药物才达到动态平衡。故本题选D。

21.解析:TDM的临床意义:指导临床合理用药、提高治疗水平;确定合并用药的原则。临床上合并用药引起药源性疾病或导致药物中毒的报道不少,开展TDM研究药物的相互作用,对确定合并用药原则具有重要意义;用于药物过量中毒的诊断。开展TDM对防止药物过量中毒和药物急性过量中毒的诊断具有重要意义;作为医疗差错或事故的鉴定依据及评价患者用药依从性的手段。故本题选C。

22.解析:①个体差异很大的药物,即患者间有较大的药动学差异,如三环类抗抑郁药。②具非线性动力学特征的药物,尤其是非线性特征发生在治疗剂量范围内,如苯妥英钠。③治疗指数小、毒性反应强的药物,如强心苷类药、茶碱、锂盐、普鲁卡因胺等。④毒性反应不易识别、用量不当或用量不足的临床反应难以识别的药物,如用地高辛控制心律失常时,药物过量也可引起心律失常。⑤特殊人群用药。患有心、肝、肾、胃肠道疾病者,婴幼儿及老年人的动力学参数与正常人会有较大的差别,如肾功能不全的患者应用氨基糖苷类抗生素。⑥常规剂量下没有疗效或出现毒性反应的药物,测定血药浓度有助于分析原因。⑦合并用药出现异常反应,药物之间的相互作用使药物在体内的吸收或消除发生改变,需要通过监测血药浓度对剂量进行调整。⑧血药浓度因长期用药可能受到各种因素的影响而发生变化。有的可在体内逐渐蓄积而发生毒性反应,有的血药浓度随时间降低而导致无效。此时需测定血药浓度,调整剂量。⑨用于诊断和处理药物过量或中毒。故本题选B。

25.解析:药物代谢产物的极性一般比原药大,但是也有一些药物代谢产物的极性降低。药物被代谢后通常失去治疗活性,药物的代谢速度快,疗效不能持久或不能发挥应有疗效。有些药物的代谢产物具有比原药弱的活性,也有些比原药的药理作用更强,前者如氯丙嗪代谢为氯丙嗪亚砜,后者如非那西汀代谢为对乙酰氨基酚。有的药物本身没有药理活性,如前体药物,在体内经代谢后产生有活性的代谢产物,亦有代谢后形成有毒物质的药物。吸收的药物在体内并不都会经过代谢,有些药物在体内不代谢,以原形从尿中排出,有些药物仅部分发生代谢。药物代谢的主要部位是在肝脏,它含有大部分代谢活性酶,由于它的高血流量,使它成为一个最重要的代谢器官。除肝脏以外,胃肠道亦是常见的代谢部位。小肠黏膜上含有很多代谢酶,肠内的菌群亦能代谢药物。在血浆、肺、肾脏、鼻黏膜、脑、皮肤和其他组织亦存在较弱的代谢反应。参加药物代谢反应的酶系通常分为微粒体酶系和非微粒体酶系两类,前者主要存在于肝脏,后者除肝脏外也存在于血液及其他组织。故本题选C。

27.解析:伊托必利是一种具有阻断多巴胺 D_2 受体活性和抑制乙酰胆碱酯酶活性的促胃肠动力药物,其在中枢神经系统分布少,无致室性心律失常作用及其他严重药物不良反应和实验室异常。故本题选C。

29.解析:副作用是指在药物按正常用法用量使用时,出现的与治疗目的无关的不适反应。副作用是药物固有的药理作用所产生的。毒性反应是指在剂量过大或药物在体内蓄积过多时发生的危害性反应。继发性反应是继发于药物治疗作用之后的不良反应,是治疗剂量下治疗作用本身带来的间接结果。例如,长期应用广谱抗生素,使敏感细菌被杀灭,而非敏感菌(如厌氧菌、真菌)大量繁殖,造成二重感染。变态反应是指机体受药物刺激所发生的异常免疫反应,引起机体生理功能障碍或组织损伤,也称过敏反应。特异质反应是指少数特异体质患者对某些药物反应异常敏感。例如,先天性葡萄糖-6-磷酸脱氢酶缺乏的疟疾患者服用伯氨喹后,容易发生急性溶血性贫血和高铁血红蛋白血症。故本题选C。

31.解析:效价强度是指能引起等效反应(一般采用50%效应量)的相对剂量或浓度。效价强度用于作用性质相同的药物之间的等效剂量或浓度的比较,其值越小则强度越大。半数有效量是指引起50%阳性反应(质反应)或50%最大效应(量反应)的浓度或剂量,分别用半数有效量(ED_{50})及半数有效浓度(EC_{50})表示。最大效应是指在一定范围内,增加药物剂量或浓度,其效应随之增加,但效应增至一定程度时,若继续增加剂量或浓度而效应不再继续增强,此药理效应的极限称为最大效应,也称效能。故本题选C。

33.解析:常见引起消化系统毒性作用的药物有非甾体类抗炎药,抗肿瘤药物甲氨蝶呤及氟尿嘧啶等,糖皮质激素类药物,抗凝血药,抗贫血药硫酸亚铁,抗菌药物头孢菌素类、喹诺酮类、甲硝唑等,利尿药呋塞米等,磺酰脲类降糖药,抗高血压药利血平、胍乙啶等,抗酸药,抗癫痫药丙戊酸钠等。故本题选D。

36.解析:对因治疗指用药后能消除原发致病因子,治愈疾病的药物治疗。例如,使用抗生素杀灭病原微生物从而控制感染性疾病。对症治疗指用药后能改善患者疾病的症状。例如,应用解热镇痛药降低高热患者的体温、缓解疼痛;硝酸甘油缓解心绞痛;抗高血压药降低过高的血压等属于对症治疗。故本题选E。

37.解析:特异质反应是指少数特异体质患者对某些药物反应异常敏感。反应性质也可能与常人不同,但与药物固有的药理作用基本一致,反应严重程度与剂量成比例,药理性拮抗药救治可能有效。这种反应不是免疫反应,故不需预先的敏化过程。现已知道特异质反应多是先天遗传异常所致的反应。故本题选 B。

39. 解析:华法林钠在体内的代谢因构型不同而有所区别,S-异构体经丙酮侧链还原而代谢,代谢物主要经尿液排泄,而 R-异构体则在母核 7 位上进行羟化,代谢产物进入胆汁,随粪便排出体外。故本题选 B。

40. 解析:A 为布洛芬,B 为依托度酸,C 为萘普酮,D 为酮洛芬,E 为非诺洛芬。布洛芬的 R-(-)-异构体在体内可转化为 S-(+)-异构体,S 异构体的活性比 R 异构体的活性强 28 倍,通常以光学 S-异构体上市。故本题选 A。

[51~53]解析:酮替芬用于防治哮喘和支气管痉挛。故 51 题选 E。司他斯汀用于治疗由组胺引起的各种过敏性疾病。故 52 题选 B。盐酸苯海拉明临床上主要用于荨麻疹、过敏性鼻炎和皮肤瘙痒等皮肤、黏膜变态反应性疾病。故 53 题选 A。

[56~59]解析:磺胺类药物与 PABA 的结构相似,可与 PABA 竞争二氢蝶酸合成酶,阻止细菌二氢蝶酸的合成,继而使二氢叶酸和四氢叶酸合成减少,RNA 和 DNA 合成受阻,最终抑制细菌生长繁殖。故 56 题选 A。多黏菌素的抗菌作用机制是使细菌胞浆膜的通透性增加,使细菌细胞内重要物质外漏而造成细胞死亡。故 57 题选 B。氨基糖苷类属于慢效杀菌药,这是由于本类药对细菌蛋白合成的多个环节发生抑制①抑制 70s 亚基始动复合物的形成。②与核糖体 30s 亚基上靶蛋白(P10)结合。③阻止肽链释放,终使细菌蛋白质合成不能而杀菌。故 58 题选 D。β-内酰胺类抗菌药的抗菌机制是抑制细菌细胞壁的合成。故 59 题选 C。

[60~63]解析:头孢克洛的头孢氨苄 C-3 位为氯替代得到的可口服的半合成头孢菌素。故 60 题选 B。头孢曲松的 C-3 位上引入酸性较强的杂环,6-羟基-1,2,4-三嗪-5-酮,产生独特的非线性的剂量依赖性药动学性质。头孢曲松以钠盐的形式注射给药,可广泛分布全身组织和体液,可以透过血-脑屏障,在脑脊液中达到治疗浓度。故 61 题选 E。第四代头孢菌素是在第三代基础上 3 位引入季铵基团,例如硫酸头孢匹罗。故 62 题选 D。头孢呋辛 C-3 位为氨基甲酸酯。故 63 题选 C。

[64~66]解析:用亲脂性较大的噻唑环代替雷尼替丁分子中的呋喃环得到尼扎替丁,故雷尼替丁结构中含有呋喃环。故 64 题选 C。法莫替丁碱性基团取代的芳杂环为用胍基取代的噻唑环。故 65 题选 E。罗沙替丁是用哌啶甲苯环代替了在雷尼替丁、法莫替丁、尼扎替丁和西咪替丁结构中的五元碱性芳杂环。故 66 题选 A。

[70~73]解析:纯化水不得用于注射剂的配制与稀释。故 70 题选 A。注射用水为纯化水经蒸馏所得的水,可作为注射剂、滴眼剂等的溶剂或稀释剂及容器的清洗溶剂。故 71 题选 C。灭菌注射用水主要用于注射用灭菌粉末的溶剂或注射液的稀释剂。故 72 题选 D。制药用水包括纯化水、注射用水、灭菌注射用水。故 73 题选 E。

[76~78]解析:药物通过生物膜转运时,借助载体或酶促系统,可以从膜的低浓度一侧向高浓度一侧转运,这种过程称为主动转运(消耗机体能量)。故 76 题选 A。易化扩散(不消耗能量)又称中介转运,是指一些物质在细胞膜载体的帮助下,由膜的高浓度一侧向低浓度一侧转运的过程。故 77 题选 C。药物的扩散速度取决于膜两侧药物的浓度梯度、药物的脂水分配系数及药物在膜内的扩散速度。药物大多数以简单扩散通过生物膜。故 78 题选 B。

[79~81]解析:肺部给药中巨大的肺泡表面积、丰富的毛细血管和极小的转运距离,决定了肺部给药的迅速吸收,吸收后的药物直接进入血液循环,不受肝首过效应的影响。故 79 题选 B。静脉注射药物直接进入血液循环,无吸收过程,生物利用度为 100%。故 80 题选 A。肌内注射有吸收过程,药物经结缔组织扩散,再由毛细血管和淋巴吸收进入血液循环。故 81 题选 E。

[82~83]解析:达到稳态血药浓度时,药物的消除速度等于药物的滴注速度,$C_{ss}=k_0/kV$。故 82 题选 B。药物在体内的平均滞留时间(MRT)即一阶矩可用下式定义 MRT = AUMC/AUC。故 83 题选 A。

[86~87]解析:根据内在活性的不同,激动药又分为完全激动药和部分激动药,前者对受体有很高的亲和力和内在活性($\alpha=1$),后者对受体有很高

的亲和力,但内在活性不强(α<1)。故86题选A,87题选B。

[88~89]解析:应用糖皮质激素治疗疾病时,08:00时1次予以全天剂量比1天多次给药效果好,不良反应也少;皮质激素治疗肾上腺性征异常症,早晨不给药而中午给以小剂量,下午给予1次大剂量,夜间给予最大剂量,这种方法既可避免由于每日剂量过多而产生的不良反应,又可将对脑垂体的抑制作用提到最高。故88题选E,89题选A。

[90~91]解析:可卡因抑制Na^+的摄取而使骨骼肌血管α受体过度兴奋,这是引发可卡因误服者严重鼻黏膜溃疡和心肌梗死的主要原因。故90题选B。洋地黄毒苷抑制Na^+-K^+-ATP酶,增加细胞Na^+浓度,通过Na^+/Ca^{2+}交换而导致细胞Ca^{2+}浓度积聚,增加心肌收缩性和兴奋性,甚至造成严重心律失常。故91题选E。

107.解析:胶囊剂具有如下一些特点①能掩盖药物的不良臭味、提高药物稳定性。②药物在体内的起效快,一般情况下其起效快于丸剂、片剂等剂型。③液态药物固体剂型化。④可延缓药物的释放和定位释药。故本题选C。

111.解析:Ⅱ类药包材指直接接触药品,但便于清洗,在实际使用过程中,经清洗后需要并可以消毒灭菌的药品包装用材料、容器(如玻璃输液瓶、输液瓶胶塞、玻璃口服液瓶等)。故本题选BCD。

113.解析:氟西汀主要的代谢产物均为$N-$去甲氟西汀,也是$R-$和$S-$对映体,具有与氟西汀相同的药理活性,均是5-羟色胺再吸收的强效抑制药。文拉法辛和它的活性代谢物$O-$去甲文拉法辛,都有双重的作用机制。舍曲林是含两个手性中心的选择性5-羟色胺再摄取抑制药;目前使用的是$S,S-(+)-$异构体,其他对映体对5-羟色胺再摄取的抑制作用较弱,血浆中的主要代谢产物是$N-$去甲基舍曲林,其药理活性是舍曲林的1/20,$t_{1/2}$是62~104小时。西酞普兰分子含有异苯并呋喃结构的选择性5-羟色胺再摄取抑制药,在肝脏中代谢生成$N-$去甲基西酞普兰。故本题选ACDE。

117.解析:注射剂的附加剂主要用于①增加药物溶解度。②增加药物稳定性。③调节渗透压。④抑菌。⑤调节pH。⑥减轻疼痛或刺激。故本题选ABCDE。

119.解析:药物微囊化的特点有提高药物的稳定性、掩盖药物的不良臭味、防止药物在胃内失活、减少药物对胃的刺激性、控制药物的释放、使液态药物固态化、减少药物的配伍变化、使药物浓集于靶区。故本题选ABDE。

押题秘卷(四)答案

1. A	2. D	3. D	4. C	5. D	6. B	7. D	8. C	9. B	10. D
11. D	12. B	13. E	14. E	15. C	16. D	17. A	18. C	19. B	20. E
21. D	22. C	23. C	24. C	25. B	26. B	27. C	28. D	29. D	30. D
31. C	32. D	33. A	34. A	35. D	36. E	37. E	38. A	39. B	40. E
41. B	42. E	43. C	44. B	45. A	46. A	47. B	48. C	49. C	50. E
51. B	52. D	53. E	54. C	55. B	56. A	57. C	58. D	59. E	60. B
61. B	62. D	63. C	64. A	65. B	66. A	67. E	68. B	69. C	70. A
71. D	72. B	73. C	74. D	75. A	76. E	77. A	78. A	79. B	80. D
81. B	82. A	83. E	84. D	85. E	86. A	87. C	88. C	89. D	90. E
91. B	92. A	93. B	94. E	95. E	96. D	97. C	98. A	99. C	100. A
101. B	102. A	103. C	104. E	105. D	106. B	107. A	108. A	109. D	110. E

111. CE
112. BCD
113. ABCD
114. ABCDE
115. BCDE
116. ACD
117. ABCDE
118. CDE
119. ACE
120. ABCD

押题秘卷(四)解析

1. 解析:对于药物降解,常用降解10%所需的时间,称为十分之一衰期,记作$t_{0.9}$,通常定义为有效期。恒温时,$t_{0.9}=0.1054k$。长期试验:将样品在接近实际贮存条件下贮藏确定样品的有效期。故本题选A。

3. 解析:适合于疾病的诊断、治疗或预防的需要而制备的不同给药形式,称为药物剂型,简称剂型;根据药典或药政管理部门批准的标准,为适应治疗或预防的需要而制成的药物应用形式的具体品种,称为药物制剂,简称制剂;同一种剂型可以有不同的药物,同一药物也可制成多种剂型,剂型必须与给药途径相适应。故本题选D。

4. 解析:影响药物制剂稳定性的因素可分为处方因素和外界因素,其中处方因素包括pH、广义酸碱催化、溶剂、离子强度、表面活性剂和处方中的辅料。光线是影响药物制剂稳定性的环境因素。故本题选C。

5. 解析:创新药质量研究包括:药品特性检查指导原则、药品杂质分析指导原则、注射剂安全性检查法应用指导原则和药品稳定性试验指导原则。药物溶出度评价属于仿制药质量一致性评价。故本题选D。

6. 解析:生物样品包括人或实验动物的各种体液和脏器组织,如血液、尿液、胆汁、心脏、肝脏、肾脏、胃肠、脑、子宫、骨骼肌等。但最为常用的生物样本是血液,即血样,因为它能较为准确地反映药物在体内的状况。血样包括全血、血浆和血清,它们是最为常用的体内样品。血药物浓度监测,除特别说明是全血外,通常都是指血浆或血清中药物浓度的测定。故本题选B。

7. 解析:制剂通则是指按照药物剂型分类,针对剂型特点所规定的基本技术要求。收载有片剂、注射剂、合剂等中药和化学药品共41种剂型,在每种剂型下规定有该剂型的定义、基本要求和常规的检查项目。故本题选D。

8. 解析:$\lg\dfrac{[HA]}{A^-}=pK_a-pH$或$\lg\dfrac{[B]}{[HB^+]}=pH-pK_a$,故当$pK_a=pH$时,非解离型和解离型药物各占一半,故本题选C。

10. 解析:羧酸成酯可增大脂溶性,易被吸收。酯类化合物进入体内后,易在体内酶的作用下发生水解反应生成羧酸。利用这一性质,将羧酸制成酯的前药,既增加药物吸收,又降低药物的酸性,减少对胃肠道的刺激性。故本题选D。

13. 解析:ACEI也同时阻断了缓激肽的分解,增加呼吸道平滑肌分泌前列腺素、慢反应物质及神经激肽A等,导致血压过低、血钾过多、咳嗽、皮疹、味觉障碍等不良反应,特别是干咳,是其发生率较高的不良反应。故本题选E。

16. 解析:在舒多昔康$N-(2-噻唑基)$的5位引入甲基,则得到美洛昔康,作用于$COX-2$,几乎无胃肠副作用,抗炎作用较吡罗昔康强,故本题选D。吡罗昔康、布洛芬、吲哚美辛和舒林酸的$COX-2$的抑制活性与$COX-1$的抑制活性相等或稍弱,故A、B、C、E项不是本题答案。故本题选D。

17. 解析:根据所给选项的结构,首先找出具有手性中心的药物,只有A异丁苯丙酸、D羟布宗含有手性碳原子,而只有异丁苯丙酸在体内可将$(-)-(R)-$异构体转化为$(+)-(S)-$异构体而起作用,所以异丁苯丙酸药用其外消旋体,不需分离。B为美洛昔康,C为双氯芬酸,E为芬布芬的结构。故本题选A。

19. 解析:酯类药物的水解是指含有酯键的药物在水溶液中或吸收水分后,易发生水解反应,在H^+、OH^-或广义酸碱的催化下,反应还可加速。普鲁卡因的水解可作为这类药物的代表。属于这类水解的药物还有丁卡因、可卡因、溴丙胺太林、阿托品、后马托品等酯类水解,发生水解反应往往使溶液的pH下降,有些酯类药物灭菌后pH下降,即提示有水解可能。内酯在碱性条件下易水解开环。毛果芸香碱、华法林钠均有内酯结构,可以产生水解。故本题选B。

24. 解析:碳青霉烯类是β-内酰胺环与另一个二氢吡咯环并在一起,和青霉素结构不同的是用亚甲基取代了噻唑环的硫原子,由于亚甲基的夹角比硫原子小,加之$C-2$与$C-3$间的双键存在,使二氢吡咯环成一个平面结构。碳青霉烯类药物包括:亚胺培南、美罗培南及法罗培南等。舒巴坦、克拉维酸都是β-内酰胺酶抑制剂,都不含有碳青霉烯结构。氨曲南是单环β-内酰胺类,是全合成的β-

内酰胺,不含有碳青霉烯结构。克拉霉素属于大环内酯类,而大环内酯类抗菌药物均无碳青霉烯结构。故本题选 C。

25. 解析:如图可知,该药物为三苯乙烯类抗雌激素药物他莫昔芬,分子中具有二苯乙烯的基本结构,存在顺、反式几何异构体,药用品为顺式几何异构体,反式异构体的活性小于顺式。他莫昔芬给药后由 CYP3A4 进行脱甲基化得到其主要的代谢物 N-脱甲基他莫昔芬,具有抗雌激素活性,属于雌激素调节药物,通过与雌激素竞争雌激素受体,从而用于治疗雌激素水平过高所引起的肿瘤。故本题选 B。

29. 解析:芳香水剂系指芳香挥发性药物(多为挥发油)的饱和或近饱和水溶液,亦可用水与乙醇的混合溶剂制成浓芳香水剂。芳香水剂一般浓度很低,可作矫味、矫臭和分散剂使用。芳香水剂在生产与贮藏期间均应符合下列有关规定:芳香水剂应为澄明水溶液,必须具有与原有药物相同的气味,不得有异臭、沉淀和杂质。芳香水剂大多易分解、变质甚至霉变,所以不宜大量配制和久贮。故本题选 D。

30. 解析:经皮给药制剂的优点包括①避免了口服给药可能发生的肝首过效应及胃肠灭活效应,提高了治疗效果,药物可长时间持续扩散进入血液循环。②维持恒定的血药浓度,增强了治疗效果,减少了胃肠给药的副作用。③延长作用时间,减少用药次数,改善患者用药顺应性。④患者可以自主用药,减少个体间差异和个体内差异,适用于婴儿、老人和不宜口服给药的患者。但经皮给药制剂若大面积给药,可能会对皮肤产生刺激性和过敏性,故不适于大剂量给药。故本题选 D。

31. 解析:鼻黏膜内的丰富血管和鼻黏膜的渗透性大有利于吸收,可避开肝首过效应、消化酶的代谢和药物在胃肠液中的降解,吸收程度和速度有时和静脉注射相当,鼻腔给药方便易行,多肽类药物适宜鼻黏膜给药。故本题选 C。

33. 解析:我国《药品不良反应报告和监测管理办法》对药物不良反应的定义为指合格药品在正常用法用量下出现的与用药目的无关的或意外的有害反应。该定义排除了治疗失败、药物过量、药物滥用、不依从用药和用药差错的情况。故本题选 A。

40. 解析:此图中 A 药和 B 药的量效曲线在 ED_{50} 和 LD_{50} 处重合,又治疗指数为药物 LD_{50} 与 ED_{50}

的比值,故 A 药和 B 药的治疗指数相等。A 药在 95% 和 99% 有效量时(ED_{95} 和 ED_{99})没有动物死亡,而 B 药在 ED_{95} 和 ED_{99} 时,则分别有 10% 或 20% 死亡。说明 A 药比 B 药安全,A 药的安全范围较大。故本题选 E。

[43~45] 解析:第Ⅰ类,是高水溶解性、高渗透性的两亲性分子药物,其体内吸收取决于溶出度,代表药物有普萘洛尔、依那普利、地尔硫草。故 43 题选 C。第Ⅱ类,是低溶解度,高渗透性的亲脂性分子药物,其体内吸收取决于溶解速率,代表药物有双氯芬酸、卡马西平、吡罗昔康等。故 44 题选 B。第Ⅲ类,是高溶解度、低渗透性的水溶性分子药物,其体内吸收取决于渗透效率,代表药物有雷尼替丁、阿替洛尔等。故 45 题选 A。第Ⅳ类低水溶性、低渗透性的疏水性分子药物体内吸收比较困难,代表药物有酮洛芬、呋塞米等。

[51~54] 解析:吗啡有 3-酚羟基和 6-仲醇羟基,分别和葡萄糖醛酸反应生成 3-O-葡萄糖醛苷。故 51 题选 B。镇静催眠药地西泮在羰基的 α-碳原子经代谢羟基化后生成替马西泮或发生 N-脱甲基和 α-碳原子羟基化代谢生成奥沙西泮。故 52 题选 D。抗惊厥药物卡马西平,在体内代谢生成 10,11-环氧化物,该环氧化合物经进一步代谢,被环氧化物水解酶立体选择性地水解产生 10S,11S-二羟基化合物,经由尿排出体外。故 53 题选 E。非甾体抗炎药舒林酸,属前体药物,体外无效,进入体内后经还原代谢,生成硫醚类活性代谢物发挥作用,减少了对胃肠道刺激的副作用。舒林酸的另一条代谢途径是氧化生成砜类无活性的代谢物。故 54 题选 C。

[55~58] 解析:A 为奋乃静。故 56 题选 A。B 为氟西汀。故 55 题选 B。C 为帕罗西汀。故 57 题选 C。D 为卡马西平。故 58 题选 D。E 为西咪替丁。

[61~64] 解析:溴己新可降低痰液的黏稠性,用于支气管炎和呼吸道疾病。口服易吸收,溴己新分子在体内可发生环己烷羟基化、N-去甲基的代谢得到活性代谢物氨溴索。故 61 题选 B。乙酰半胱氨酸具有较强的黏液溶解作用,该作用在 pH=7 时最大,在酸性环境下作用弱,故可用碳酸氢钠或氢氧化钠调节 pH。故 62 题选 D。可待因系吗啡的 3 位甲醚衍生物,对延脑的咳嗽中枢有直接抑制作用。故 63 题选 C。右美沙芬具有苯吗喃的基本结

构,通过抑制延髓咳嗽中枢而发挥中枢性镇咳作用。故64题选A。

[68~71]解析:血管紧张素转化酶是普利类药的作用靶点。故70题选A。β-肾上腺素受体是拟肾上腺素和洛尔类抗肾上腺素药的作用靶点。故68题选B。羟甲戊二酰辅酶A还原酶是他汀类降血脂药物的作用靶点。故69题选C。钙离子通道是二氢吡啶类抗心绞痛药物的作用靶点。故71题选D。钾离子通道是抗心律失常药胺碘酮的作用靶点。

[76~77]解析:对睾酮进行结构改造,引入17α-乙炔基,并去除19-CH3得到炔诺酮,为可口服的孕激素,抑制排卵作用强于黄体酮。故76题选E。将睾酮19位甲基去除,得到苯丙酸诺龙,可显著降低雄性激素作用,提高蛋白同化作用。故77题选A。

[78~79]解析:头孢氨苄的C-3位甲基以卤素替代得到的可口服的半合成头孢菌素头孢克洛,由于氯原子的亲脂性比甲基强,口服吸收好。故78题选A。头孢哌酮为在C-3位甲基上引入硫代甲基四氮唑杂环取代乙酰氧基,可提高其抗菌性并显示良好的药动学性质。故79题选B。

[82~84]解析:喜树碱,是作用于DNA拓扑异构酶I的天然来源药物。故82题选A。依托泊苷,是作用于DNA拓扑异构酶Ⅱ的抑制剂,是在鬼臼毒素的结构基础上通过4′-脱甲氧基4-差向异构化得到4′-脱甲氧基表鬼臼毒素,再经数步反应制得。故83题选E。伊立替康是在7-乙基-10-羟基喜树碱(SN-38)结构中引入羰酰基哌啶基哌啶侧链,可与盐酸成盐,得到水溶性药物,属前体药物。故84题选D。

[85~87]解析:薄膜包衣可用高分子包衣材料,包括胃溶型(普通型)、肠溶型和水不溶型三大类。①胃溶型系指在水或胃液中可以溶解的材料,主要有羟丙甲纤维素(HPMC)、羟丙纤维素(HPC)、丙烯酸树脂Ⅳ号、聚乙烯吡咯烷酮(PVP)和聚乙烯缩乙醛二乙氨基乙酸(AEA)等。故86题选A。②肠溶型系指在胃中不溶,但可在pH较高的水及肠液中溶解的成膜材料,主要有虫胶、醋酸纤维素酞酸酯(CAP)、丙烯酸树脂类(Ⅰ、Ⅱ、Ⅲ类)、羟丙甲纤维素酞酸酯(HPMCP)。故85题选E。③水不溶型系指在水中不溶解的高分子薄膜材料,主要有乙基纤维素(EC)、醋酸纤维素等。故87题选C。

[88~91]解析:阳离子表面活性剂常用品种有苯扎氯铵、苯扎溴铵。故88题选C。阴离子表面活性剂有①高级脂肪酸盐以硬脂酸、油酸、月桂酸等较常用。②硫酸化油的代表是硫酸化蓖麻油,俗称土耳其红油。③磺酸化物常用的品种有二辛基琥珀酸磺酸钠(商品名为阿洛索-OT)、二己基琥珀酸磺酸钠(商品名为阿洛索-18)、十二烷基苯磺酸钠等,其中十二烷基苯磺酸钠是目前广泛应用的洗涤剂。故89题选D。两性离子表面活性剂有①卵磷脂,根据来源不同可分为豆磷脂和卵磷脂。②氨基酸型和甜菜碱型。故90题选E。非离子表面活性剂:①脂肪酸山梨坦类,商品名为司盘。②聚山梨酯,商品名为吐温(Tween)。③蔗糖脂肪酸酯。④聚氧乙烯脂肪酸酯,商品名为卖泽(Myrj)类。⑤聚氧乙烯脂肪醇醚类,商品名为苄泽(Brij)类。⑥聚氧乙烯-聚氧丙烯共聚物,此类表面活性剂又称泊洛沙姆,商品名为普朗尼克。故91题选B。

[92~94]解析:在高血压的治疗中,常采用两种作用环节不同的药物合用,可使降压作用相加,而各药剂量减少,不良反应降低,如β受体阻滞药阿替洛尔与利尿药氢氯噻嗪合用后,降压作用相加。故92题选A。甲氨蝶呤与复方磺胺甲噁唑相互作用可产生巨幼红细胞症。故93题选B。髓袢利尿药可增加庆大霉素等肾毒性药物的肾内浓度,使肾毒性增加。故94题选E。

[95~98]解析:首剂效应是指一些患者在初服某种药物时,由于机体对药物作用尚未适应而引起不可耐受的强烈反应。例如,哌唑嗪等降压药首次应用治疗高血压可导致血压骤降。故95题选E。停药反应指长期服用某些药物,机体对这些药物产生了适应性,若突然停药或减量过快易使机体的调节功能失调而发生功能紊乱,导致病情加重或临床症状上的一系列反跳回升现象。故96题选D。继发性反应指由于药物的治疗作用所引起的不良后果,例如长期口服广谱抗生素导致许多敏感菌株抑制,以至于一些不敏感的细菌,如耐药性葡萄球菌及白色念珠菌等大量繁殖,引起葡萄球菌假膜性肠炎或白色念珠菌病等继发感染,也称二重感染。故97题选C。副作用是指在药物按正常用法用量使用时,出现的与治疗目的无关的不适反应。例如阿托品有抑制腺体分泌,解除平滑肌痉挛,加快心率等作用。在麻醉时利用其抑制腺体分泌,引起的腹胀、尿潴留就是副作用;在用于解痉作用时,口干与

心悸就成了副作用。故98题选A。

101.解析:维生素C强酸性会使注射时刺激性大,会产生疼痛,故加碳酸氢钠或碳酸钠可以中和部分维生素C成钠盐,以避免疼痛;同时由于碳酸氢钠的加入调节了pH,可增强本品的稳定性,氢氧化钠碱性太强会使溶液偏碱,维生素C分解失效。维生素C容易被氧化,依地酸二钠是金属螯合剂,用来络合金属离子,防止药品被氧化。亚硫酸氢钠是还原剂,可以防止药品被氧化。配制维生素C注射液的注射用水可以用CO_2饱和,既可以驱赶维生素C注射液中的氧气,还可以使溶液呈弱酸性。故本题选B。

102.解析:药物的化学降解主要包括氧化和水解,酚类、烯醇类、芳胺类、吡唑酮类、噻嗪类药物较易氧化,酚类药物分子中具有酚羟基较易氧化,如肾上腺素、左旋多巴、吗啡、水杨酸钠等。烯醇类的代表是维生素C,维生素C分子中含有烯醇基,极易氧化。维生素C的氧化过程较为复杂。在有氧条件下,先氧化成去氢抗坏血酸,然后水解为2,3-二酮古洛糖酸,此化合物进一步氧化为草酸与L-丁糖酸。故本题选A。

103.解析:药物配伍变化可大致分为物理、化学和药理学的配伍变化。物理学的配伍变化是指药物配伍时发生了分散状态或其他物理性质的改变,如发生沉淀、潮解、液化、结块和粒径变化等,属于外观变化。化学的配伍变化系指药物之间发生了化学反应而导致药物成分的改变,产生沉淀、变色、产气、发生爆炸等现象。药理学配伍变化指药物合并使用后,在机体内一种药物对另一种药物的体内过程或受体作用产生影响,而使其药理作用的性质和强度、副作用、毒性等有所改变。盐酸氯丙嗪注射液与异戊巴比妥注射液配伍产生沉淀、溴化铵与强碱配伍产生气体、多巴胺注射液与碳酸氢钠注射液配伍、维生素C与烟酰胺配伍变色均属于化学配伍变化。两性霉素B加入复方氯化钠注射液中产生凝聚是溶液的分散状态改变,属于外观变化,属于物理学的配伍变化。故本题选C。

104.解析:酯类、酰胺类药物的主要代谢途径是水解,酯类药物包括普鲁卡因和阿托品。青霉素和头孢菌素类药物分子中存在着不稳定的β-内酰胺环,在H^+或OH^-影响下,易水解。巴比妥类也是酰胺类药物,在碱性溶液中容易水解。肾上腺素属于酚类药物,它的主要代谢途径是氧化。故本题选E。

105.解析:处方中辅酶A为主药,水解明胶、甘露醇、葡萄糖酸钙是填充剂,半胱氨酸是稳定剂。辅酶A为白色或微黄色粉末,有吸湿性,易溶于水,不溶于丙酮、乙醚、乙醇,易被空气、过氧化氢、碘、高锰酸盐等氧化成无活性二硫化物,故在制剂中加入半胱氨酸等,用甘露醇、水解明胶等作为赋形剂。故本题选D。

109.解析:根据治疗目的、用药剂量大小或不良反应严重程度,药品不良反应可分为:副作用、毒性作用、后遗效应、首剂效应、继发性反应、变态反应、特异质反应(也称特异性反应)、依赖性、停药反应、特殊毒性。耐受性是连续反复用药后,机体对药物反应性逐渐降低,需要加大药物剂量才能维持原有疗效,不属于不良反应。故本题选D。

113.解析:药物作用是指药物与机体生物大分子相互作用所引起的初始作用,是动因。药理效应是机体反应的具体表现,是继发于药物作用的结果,药理效应是机体器官原有功能水平的改变。机体器官原有功能水平的增强称为兴奋,减弱称为抑制。药物的作用具有选择性,药物作用的选择性是指多数药物在一定的剂量范围,对不同的组织和器官所起的药理效应和强度不同。药物的作用分为治疗作用和不良反应,治疗作用又分为对症治疗和对因治疗。故本题选ABCD。

119.解析:氯沙坦是血管紧张素Ⅱ(AⅡ)受体拮抗剂,而非ACE抑制剂,因此也没有ACE抑制剂的血压过低、恶心、呕吐等副作用,ACE抑制剂的药物主要有卡托普利、依那普利等。氯沙坦的作用是抗高血压药,不是抗心律失常药。氯沙坦分子中含有四氮唑结构,是酸性基团。故本题选ACE。

120.解析:安全范围广的药物不需要严格的给药方案,对于治疗指数小的药物,需要制定个体化给药方案,对于表现出非线性动力学特征的药物,需要制定个体化给药方案,给药方案设计和调整,常需要进行血药浓度监测。故本题选ABCD。

押题秘卷(五)答案

1. C	2. E	3. E	4. D	5. B	6. A	7. B	8. B	9. E	10. A
11. D	12. C	13. D	14. D	15. D	16. C	17. D	18. A	19. B	20. D
21. B	22. D	23. A	24. B	25. A	26. C	27. C	28. E	29. D	30. E
31. E	32. A	33. D	34. C	35. C	36. D	37. D	38. C	39. B	40. B
41. E	42. A	43. D	44. A	45. B	46. E	47. A	48. C	49. D	50. E
51. E	52. D	53. A	54. B	55. A	56. E	57. C	58. A	59. E	60. B
61. C	62. C	63. D	64. D	65. B	66. E	67. C	68. A	69. B	70. D
71. B	72. E	73. A	74. C	75. C	76. D	77. A	78. B	79. B	80. C
81. D	82. C	83. D	84. E	85. A	86. B	87. A	88. E	89. B	90. E
91. A	92. E	93. B	94. C	95. B	96. D	97. C	98. A	99. E	100. B
101. C	102. C	103. D	104. C	105. D	106. B	107. C	108. D	109. C	110. B

111. ABD　　112. ACDE　　113. BCD　　114. ADE　　115. CD
116. ACE　　117. ABCDE　　118. AC　　119. ABDE　　120. ABDE

押题秘卷(五)解析

1. 解析:药品通用名通常是指有活性的药物物质,而不是最终的药品。药品可以申请商品名。药品通用名不受专利和行政保护,是所有文献、资料、教材及药品说明书中标明有效成分的名称;制剂名=药物通用名+剂型名;药品通用名是药典中使用的名称。故本题选C。

4. 解析:杂质的分类:①按杂质化学类别和特性分类可分为有机杂质、无机杂质、有机挥发性杂质。②按来源分类可分为一般杂质和特殊杂质。一般杂质是指在自然界中分布广泛,在多种药物的生产过程中容易引入的杂质,如氯化物、干燥失重、炽灼残渣、重金属等;特殊杂质是指在特定药物的生产和贮藏过程中引入的杂质,多指有关物质。③按毒性分类可分为毒性杂质和信号杂质。故本题选D。

5. 解析:注射剂安全性检查包括异常毒性、细菌内毒素(或热原)、降压物质(包括组胺类物质)、过敏反应、溶血与凝聚等项。根据处方、工艺、用法及用量等设定相应的检查项目并进行适用性研究。其中,细菌内毒素检查与热原检查项目间、降压物质检查与组胺类物质检查项目间,可以根据适用性研究结果相互替代,选择两者之一作为检查项目。故本题选B。

6. 解析:水解是药物降解的主要途径,属于这类降解的药物主要有酯类(包括内酯)、酰胺类(包括内酰胺)等。盐酸普鲁卡因的水解可作为酯类药物的代表。属于这类水解的药物还有盐酸丁卡因、盐酸可卡因、溴丙胺太林、硫酸阿托品、氢溴酸后马托品等。故本题选A。

7. 解析:离子-偶极和偶极-偶极相互作用:在药物和受体分子中,当碳原子和其他电负性较大的原子,如N、O、S、卤素等成键时,由于电负性较大原子的诱导作用使得电荷分布不均匀,导致电子的不对称分布,产生电偶极。药物分子的偶极与另一个带电离子形成相互吸引的作用称为离子-偶极作用。如果一个偶极和另一个偶极产生相互静电作用,称为偶极-偶极键(偶极-偶极键键能5~25kJ/mol)。偶极作用常常发生在酰胺、酯、酰卤及羰基等化合物之间。故本题选B。

10. 解析:利多卡因是含有二乙基的叔胺结构,在脱烷基代谢中,脱第一个乙基比脱第二个乙基容易。利多卡因在进入血脑屏障后产生的脱乙基化代谢产物会引起中枢神经系统的副作用。故本题选A。

12. 解析:A为卡马西平,B为苯巴比妥,C为哌替啶,D为丙戊酸钠,E为加巴喷丁。C为镇痛药哌替啶。故本题选C。

13. 解析:此结构为氟西汀,其抗抑郁机理为抑制5-HT重摄取抑制剂,备选答案中氟西汀为5-HT重摄取抑制剂,氯普噻吨、奋乃静为抗精神失常药,吗氯贝胺为去甲肾上腺素重摄取抑制剂,阿米替林为单胺氧化酶抑制剂。故本题选D。

15. 解析:在舒多昔康N-(2-噻唑基)的5位引入甲基,则得到美洛昔康,作用于COX-2,几乎无胃肠副作用,抗炎作用较吡罗昔康强。吡罗昔康、布洛芬、吲哚美辛和舒林酸的COX-2的抑制活性比COX-1的抑制活性相等或稍弱。故本题选D。

16. 解析:溴己新可降低痰液的黏稠性,用于支气管炎和呼吸道疾病。口服易吸收,溴己新分子在体内可发生环己烷羟基化、N-去甲基的代谢得到活性代谢物氨溴索。氨溴索口服吸收迅速,生物利用度为70%~80%。0.5~3小时血药浓度达到峰值,半衰期约7小时。氨溴索为黏痰溶解剂,作用比溴己新强,能增加呼吸道黏膜浆液腺的分泌、减少黏液腺分泌,减少和断裂痰液中的黏多糖纤维,使痰液黏度降低,痰液变薄,易于咳出。故本题选C。

17. 解析:法莫替丁侧链含磺酰胺基;西咪替丁含胍基及氨基;奥美拉唑含苯并咪唑结构及亚磺酰基;尼扎替丁结构与雷尼替丁相似,含有硝基乙二胺结构片段,不同是把雷尼替丁的呋喃环换成噻唑环;兰索拉唑的结构与奥美拉唑相似,区别在苯并咪唑环上的苯环上无取代,而吡啶环上的4位上引入了三氟乙氧基。故本题选D。

18. 解析:普萘洛尔是β受体拮抗剂,属于芳氧丙醇胺类结构类型。在芳氧丙醇胺类中,由于氧原子的插入,形成了手性碳原子,普萘洛尔的 S-异构体具有强效的 β 受体阻断作用,而 R-异构体的阻断作用很弱。研究还发现 R-异构体在体内竞争性取代 S-异构体,导致后者血浆蛋白结合率下降,发生药动学相互作用,外消旋体的毒性比单个对映体强。但临床上仍应用其外消旋体。故本题选 A。

26. 解析:包衣的主要目的如下 ①掩盖药物的苦味或不良气味,改善用药顺应性,方便服用。②防潮、避光,以增加药物的稳定性。③可用于隔离药物,避免药物间的配伍变化。④改善片剂的外观,提高流动性和美观度。⑤控制药物在胃肠道的释放部位,实现胃溶、肠溶或缓控释等目的。故本题选 C。

28. 解析:热原是微生物产生的一种内毒素,它是能引起恒温动物体温异常升高的致热物质。大多数细菌都能产生热原,其中致热能力最强的是革兰阴性杆菌。霉菌甚至病毒也能产生热原。故本题选 E。

31. 解析:主动转运是指药物通过生物膜转运时,借助载体或酶促系统,可以从膜的低浓度一侧向高浓度一侧转运,这种过程称为主动转运。主动转运的特点有 ①逆浓度梯度转运。②需要消耗机体能量,能量的来源主要由细胞代谢产生的 ATP 提供。③转运速度与载体量有关,往往可出现饱和现象。④可与结构类似的物质发生竞争现象。⑤受抑制剂的影响,如抑制细胞代谢的二硝基苯酚、氟化物等物质可以抑制主动转运。⑥具有结构特异性,如单糖、氨基酸、嘧啶及某些维生素都有本身独立的主动转运特性。⑦主动转运还有部位特异性,例如胆酸和维生素 B_2 的主动转运只在小肠上段进行,维生素 B_{12} 在回肠末端部位吸收。一些生命必需物质(如 K^+、Na^+、I^-、单糖、氨基酸、水溶性维生素)和有机酸、碱等弱电解质的离子型化合物等,能通过主动转运吸收。故本题选 E。

32. 解析:胃黏膜吸收属于药物通过胃肠道吸收。药物吸收通过胃肠道黏膜时,可能被黏膜中的酶代谢。进入肝脏后,亦可能被肝脏丰富的酶系统代谢。药物进入体循环前的降解或失活称为"首关代谢"或"首过效应"。故本题选 A。

34. 解析:当给药间隔 $\tau = t_{1/2}$ 时,药物按一定剂量多次给药后,体内药物浓度经 5~7 个半衰期达到

稳态水平。临床上常采用首次剂量加大,即采用负荷剂量使血药浓度迅速达到有效治疗浓度。当首剂量等于维持剂量的 2 倍时,血药浓度能够迅速达到稳态血药浓度。故本题选 C。

37. 解析:对因治疗是指用药后能消除原发致病因子,治愈疾病的药物治疗。为感染病人使用抗生素可杀灭病原微生物,达到控制感染性疾病的目的,属于对因治疗。对症治疗指用药后能改善患者疾病的症状。如应用解热镇痛药降低高热患者的体温,缓解疼痛。故本题选 D。

[45~46]解析:3,5-二羟基羧酸是产生酶抑制活性的必需结构(药效团),氟伐他汀、阿托伐他汀、瑞舒伐他汀结构中均含有 3,5-二羟基羧酸的结构片段。故 45 题选 B。洛伐他汀和辛伐他汀的结构中含有的是 3-羟基-8-内酯环的结构片段。故 46 题选 E。

[47~50]解析:对普罗帕酮抗心律失常的作用而言,其两个对映体的作用是一致的。故 47 题选 A。利尿药依托唑啉的左旋体具有利尿作用,而其右旋体则有抗利尿作用。故 48 题选 C。右丙氧酚是镇痛药,而左丙氧酚则为镇咳药。故 49 题选 D。氨己烯酸只有(S)-对映体是 GABA 转氨酶抑制剂。故 50 题选 E。

[51~52]解析:继 A 类反应后最常见的不良反应类别很多,它们不是药理学所能预测的,也与剂量无关,因此减少剂量通常不会改善症状,必须停药。故 51 题选 E。化学反应,许多不良反应取决于药物或赋形剂的化学性质,以化学刺激为基本形式,致使大多数病人在使用某制剂时会出现相似的反应。其严重程度主要与所用药物的浓度有关。故 52 题选 D。

[55~57]解析:将吗啡的 N-甲基被烯丙基、环丁基甲基等取代后,得到烯丙吗啡和纳洛酮等,为吗啡受体的拮抗剂。故 55 题选 A。可待因在体内约有 10% 的药物经 O-脱甲基后生成吗啡,长期和大量服用会产生成瘾性。故 56 题选 E。右丙氧酚是镇痛药,而左丙氧酚则为镇咳药,这两种对映体在临床上用于不同的目的。故 57 题选 C。

[58~59]解析:A 为可待因。故 58 题选 A。B 为纳洛酮。C 为舒芬太尼。D 为盐酸曲马多。E 为普萘洛尔。故 59 题选 E。

[64~67]解析:A为二甲双胍,B为伏格列波糖,C为瑞格列奈,D为格列本脲,E为吡格列酮。降血糖药分类:(1)胰岛素分泌促进剂:①磺酰脲类:格列本脲、格列吡嗪、格列喹酮、格列美脲、格列齐特。故64题选D。②非磺酰脲类:瑞格列奈、那格列奈、米格列奈。(2)胰岛素增敏剂:①双胍类:二甲双胍。②噻唑烷二酮类:吡格列酮。故66题选E。(3)α-葡萄糖苷酶抑制剂:阿卡波糖、伏格列波糖。故65题选B。其中瑞格列奈含手性碳:(+)-(S)-构型的活性是(-)-(R)-构型的100倍。故67题选C。

[75~76]解析:薄膜包衣可用高分子包衣材料:①胃溶型有羟丙基甲基纤维素(HPMC),羟丙基纤维素(HPC),丙烯酸树脂Ⅵ号,聚乙烯吡咯烷酮(PVP)等。②肠溶型有乙酸纤维素肽酸酯(CAP),羟丙甲纤维素邻苯二甲酸酯(HPMCP),聚醋酸乙烯苯二甲酸酯(PVAP)等。③水不溶型有乙基纤维素,醋酸纤维素等。所以用丙烯酸树脂、羟丙纤维素包衣制成的片剂是薄膜包衣。故75题选C。泡腾崩解剂为碳酸氢钠和枸橼酸组成的混合物,也可以用柠檬酸、富马酸与碳酸钠、碳酸钾、碳酸氢钾。故76题选D。

[77~78]解析:苯扎氯铵(商品名为洁尔灭)、苯扎溴铵(商品名为新洁尔灭)具有杀菌、渗透、清洁、乳化等作用。其中新洁尔灭水溶液的杀菌力很强,穿透性强,毒性较低,主要用作杀菌防腐剂,为阳离子型表面活性剂。故77题选A。非极性溶剂,如脂肪油、液状石蜡、油酸乙酯、乙酸乙酯等。故78题选B。

[79~81]解析:维生素C注射液处方中依地酸二钠是金属螯合剂,用来络合金属离子。故79题选B。维生素C是主药,显强酸性,由于注射时刺激性大,会产生疼痛,故加碳酸氢钠或碳酸钠,中和部分维生素C成钠盐,以避免疼痛;同时由于碳酸氢钠的加入调节了pH,可增强本品的稳定性。故80题选C。亚硫酸氢钠是还原剂(抗氧剂),可以防止药品被氧化。故81题选D。

[84~85]解析:在耳用制剂中水、甘油作为溶剂。亚硫酸氢钠属于抗氧剂。故85题选A。硫柳汞属于抑菌剂。故84题选E。溶菌酶为药物分散剂。

[86~88]解析:肠-肝循环是指随胆汁排入十二指肠的药物或其代谢物,在肠道中重新被吸收,经门静脉返回肝脏,重新进入血液循环的现象。故86题选B。胃排空是一级速率过程,即胃排空速率与胃内容物体积呈比例。故87题选A。由消化道上皮细胞吸收的药物经循环系统转运至身体各部位。故88题选E。

[94~95]解析:特异性是指受体对它的配体有高度识别能力,对配体的化学结构与立体结构具有很高的专一性,特定的受体只能与其特定的配体结合,产生特定的生理效应。故94题选C。饱和性是指受体数量是有限的,其能结合的配体量也是有限的,因此受体具有饱和性,在药物的作用上反映为最大效应。当药物达到一定浓度后,其效应不会随其浓度增加而继续增加。故95题选B。

[96~97]解析:遗传基因的差异是构成药物反应差异的决定因素。这种差异主要表现为种属差异、种族差异和个体差异。造成这些差异的因素既有先天因素,又有后天因素。种族差异:许多药物代谢酶的遗传多态性反映在种族之间。CYP2C19慢代谢型发生率黄种人约为19%,白种人约为3%,故黄种人服用奥美拉唑、地西泮、丙咪嗪、普萘洛尔等药物时,不良反应发生率较白种人高。故96题选D。肾脏疾病属于疾病因素,肾功能不全时,往往内源性有机酸类物质蓄积,也能干扰弱酸类药物经肾排泄。对主要经肾脏消除的药物如氨基糖苷类、头孢唑林等药物的$t_{1/2}$延长,应用时需减量,有严重肾病的患者应禁用此类药物。故97题选C。

101.解析:负荷剂量亦称为首剂量X,要达到血药浓度$C=0.1$g/L,表观分布容积$V=0.5$L/kg·60kg$=30$L,根据表观分布容积公式$V=X/C$,得出$X=VC=30$L·0.1g/L$=3$g,即需要美洛西林3g,需要美洛西林/舒巴坦3.75g(3瓶)。故本题选C。

102.解析:青霉烷砜类:具有青霉烷酸的基本结构,但分子结构中的硫被氧化成砜,为不可逆竞争性β-内酰胺酶抑制剂。舒巴坦是此类结构药物的代表,为广谱的、不可逆竞争性β-内酰胺酶抑制剂。故本题选C。

103.解析:注射剂的质量要求有①注射剂的pH应和血液pH相等或相近。一般控制在4~9,也可根据具体品种确定,同一品种的pH允许差异范围不超过±1.0。②用量大、供静脉注射的注射剂应具有与血浆相同的或略偏高的渗透压。③注射剂要具有必要的物理稳定性和化学稳定性,以确保产品在贮存期内安全、有效。④注射剂必须对机体无毒性、无刺激性,降压物质必须符合规定,确保安全。⑤溶液型注射液应澄明,不得含有可见的异物或不溶性微粒。⑥注射剂内不应含有任何活的微生物。⑦注射剂内不应含热原,热原检查必须符合规定。故本题选D。

104.解析:输液是指由静脉滴注输入体内的大剂量注射液。输液的质量要求与注射剂基本上是一致的。但由于输液的注射量大,直接注入血液循环,因而质量要求更严格。无菌、无热原或细菌内毒素、无不溶性微粒等项目,必须符合规定;pH尽可能与血液相近;渗透压应为等渗或偏高渗;不得添加任何抑菌剂,并在储存过程中质量稳定;使用安全,不引起血象的任何变化,不引起过敏反应,不损害肝、肾功能。故本题选C。

105.解析:稳态血药浓度是指静脉滴注开始后的一段时间内,血药浓度逐渐上升,然后趋近于恒定水平,此时的血药浓度值称为稳态血药浓度,用 C_{ss} 表示。达到稳态血药浓度时,药物的消除速度等于药物的输入速度,故此时体内的药量是不变的。反映稳态血药浓度与静滴速度 k_0 的公式是: $C_{ss} = k_0/kV$, k_0 为零级静脉滴注速度, k 为一级消除速度常数。可以看出稳态血药浓度 C_{ss} 与静滴速度 k_0 成正比。由公式 $n = -3.32 \lg(1-f_{ss})$,可知欲达到99%稳态浓度需要6.64个半衰期,而3.32个半衰期只能达稳态浓度的90%。故本题选D。

106.解析:排钾利尿剂如呋塞米、甾体类激素、两性霉素B等引起血清 K^+ 浓度下降,改变电解质平衡产生的作用,增强洋地黄类对心肌的毒性,增强某些抗心律不齐药如奎尼丁、索他洛尔、普鲁卡因胺、胺碘酮产生心室节奏紊乱的危险性。这是属于药物协同作用中的第二种增强作用,即两种药物联合应用时,一种药物虽无某种生物效应,却可增强另一种药物的作用。磺胺甲噁唑与甲氧苄啶虽然也是协同作用,但属于第一种增强作用,即两药合用时的作用大于单用时的作用之和。可卡因与肾上腺素属于第二种增强作用,可卡因无拟交感神经药的作用,但它促进递质释放可增强肾上腺素的作用。克林霉素与红霉素属于药理性拮抗作用,红霉素可置换靶位上的克林霉素,或阻碍克林霉素与细菌核糖体50s亚基结合,从而产生拮抗作用。阿司匹林与对乙酰氨基酚属于相加作用,可使解热、镇痛作用相加。阿替洛尔与氢氯噻嗪也是相加作用,合用后降压作用相加。故本题选B。

109.解析:阿片类药物的依赖性治疗主要有:美沙酮替代治疗、可乐定治疗、东莨菪碱综合戒毒法、预防复吸、心理干预和其他疗法。可卡因和苯丙胺类戒断症状较轻,一般不需要治疗戒断反应,可用5-HT₃受体阻滞药昂丹司琼或丁螺环酮抑制觅药渴求,但疗效不明显;对出现的精神异常症状,可用多巴胺 D_2 受体阻滞药氟哌啶醇治疗;停药后的抑郁症状可用地昔帕明治疗。对镇静催眠药产生依赖性可用慢弱类镇静催眠药或抗焦虑药治疗,也可用递减法逐步脱瘾。故本题选C。

111.解析:药物的名称包括药物的通用名、化学名和商品名,药物的通用名也称为国际非专利药品名称(INN),是世界卫生组织(WHO)推荐使用的名称。故本题选ABD。

114.解析:输液主要存在的问题包括染菌、热原反应和可见异物与不溶性微粒的问题。故本题选ADE。

115.解析:《中国药典》规定,分散片应达到一般片剂规定的要求,与普通片剂的要求相比,增加了分散均匀性等试验。①溶出度测定:因分散片为难溶性药物,《中国药典》规定分散片应进行溶出度检查并符合溶出度检查法的有关规定,凡检查溶出度的片剂可不进行崩解时限的测定。②分散均匀性:《中国药典》采用崩解时限法测定,应符合规定,即在19~21℃水中应在3分钟之内完全崩解。故本题选CD。

116.解析:主动转运有如下特点①逆浓度梯度转运。②需要消耗机体能量,能量的来源主要由细胞代谢产生的ATP提供。③转运速度与载体量有关,往往可出现饱和现象。④可与结构类似的物质发生竞争现象。⑤受抑制剂的影响,如抑制细胞代谢的二硝基苯酚、氟化物等物质可以抑制主动转运。⑥具有结构特异性和部位特异性。故本题选ACE。

117.解析:药物效应动力学,简称药效学,是研究药物对机体的作用和作用机制,以及药物剂量与效应之间关系的科学。药效学既是药物产生作用的理论基础,也是临床合理用药的依据。药物作用是指药物与机体生物大分子相互作用所引起的初始作用,是动因。药理效应是机体反应的具体表现,是药物作用的结果。药理效应是机体器官原有功能水平的改变,功能的增强称为兴奋,功能的减弱称为抑制。药理效应在不同器官的同一组织,也可产生不同效应。药物作用一般分为局部作用和全身作用。故本题选ABCDE。

118.解析:副作用是指在药物按正常用法用量使用时,出现的与治疗目的无关的不适反应。副作用是药物固有的药理学作用所产生的,由药物的选择性低、作用广泛引起的。所以药物的副作用是不可避免的,但可以通过与其他药物搭配使其减弱或者消失。故本题选AC。

押题秘卷(六)答案

1. B	2. D	3. D	4. B	5. A	6. B	7. C	8. E	9. D	10. B
11. B	12. B	13. B	14. A	15. E	16. D	17. D	18. B	19. D	20. B
21. E	22. E	23. A	24. C	25. A	26. D	27. E	28. A	29. B	30. C
31. D	32. D	33. A	34. D	35. A	36. D	37. C	38. E	39. B	40. A
41. B	42. A	43. D	44. A	45. A	46. B	47. B	48. C	49. A	50. B
51. C	52. C	53. A	54. B	55. A	56. D	57. D	58. C	59. E	60. B
61. B	62. D	63. C	64. D	65. A	66. A	67. C	68. B	69. B	70. A
71. D	72. E	73. D	74. C	75. A	76. B	77. B	78. C	79. D	80. E
81. B	82. E	83. C	84. B	85. E	86. B	87. E	88. C	89. A	90. C
91. D	92. E	93. B	94. C	95. D	96. A	97. C	98. E	99. A	100. B
101. B	102. E	103. A	104. C	105. B	106. A	107. B	108. B	109. C	110. E

111. AB
112. ABCDE
113. ABCDE
114. ABCDE
115. ABCD
116. ABCD
117. ABC
118. AC
119. ABCDE
120. ABCDE

押题秘卷(六)解析

1. 解析:药物的氧化过程与化学结构有关,如酚类,这类药物分子中具有酚羟基,如肾上腺素、左旋多巴、吗啡、水杨酸钠等,较易氧化,故本题选B。

2. 解析:若含量限度规定上限为100%以上时,系指用规定的方法测定时可能达到的数值,它为《中国药典》规定的限度或允许偏差,并非真实含有量。另外,当含量限度未规定上限时,系指不超过101.0%。故本题选D。

3. 解析:稳定性试验的目的是考察原料药物或药物制剂在温度、湿度、光线的影响下随时间变化的规律,为药品的生产、包装、贮存、运输条件提供科学依据,同时通过试验建立药品的有效期。稳定性试验包括影响因素试验、加速试验与长期试验。药物制剂稳定性研究首先应查阅原料药物稳定性有关资料,特别了解温度、湿度、光线对原料药物稳定性的影响,并在处方筛选与工艺设计过程中,根据主药与辅料性质,参考原料药物的试验方法,进行影响因素试验、加速试验与长期试验。故本题选D。

8. 解析:含硫羰基化合物的氧化脱硫代谢为碳-硫双键(C=S)和磷-硫双键(P=S)经氧化代谢生成碳-氧双键(C=O)和磷-氧双键(P=O);通常见于硫代酰胺和硫脲的代谢,如硫喷妥钠经氧化脱硫生成戊巴比妥。故本题选E。

9. 解析:精神分裂症患者往往是前两条通路功能失常,并伴有脑内多巴胺受体增多,经典的抗精神分裂症药通过阻断这两条通路的多巴胺 D_2 受体而发挥疗效。故本题选D。

10. 解析:含芳环的药物主要发生氧化代谢,是在体内肝脏CYP450酶系催化下,首先将芳香化合物氧化成环氧化合物,然后在质子的催化下发生重排生成酚,或被环氧化物水解酶水解生成二羟基化合物。故本题选B。

13. 解析:对乙酰氨基酚主要在肝脏代谢,其主要代谢物是与葡萄糖醛酸或硫酸结合产物;极少部分可由CYP450氧化酶系转化成毒性代谢产物 N - 羟基衍生物和 N - 乙酰亚胺醌。正常情况下代谢产物 N - 乙酰亚胺醌可与内源性谷胱甘肽结合而解毒,但在大量或过量服用对乙酰氨基酚后,肝脏内的谷胱甘肽会被耗竭,N - 乙酰亚胺醌可进一步与肝蛋白的亲核基团(如SH)结合而引起肝坏死。故本题选B。

14. 解析:多潘立酮为较强的外周性多巴胺 D_2 受体阻滞药。分子中含有双苯并咪唑结构,极性较大,不能透过血-脑屏障,故较少出现甲氧氯普胺的中枢神经系统的副作用(锥体外系症状)。故本题选A。

16. 解析:瑞格列奈是氨甲酰甲基苯甲酸的衍生物,分子结构中含有一手性碳原子,其活性有立体选择性,S - (+) - 构型的活性是 R - (-) - 构型的100倍,临床上使用其 S - (+) - 异构体。故本题选D。

17. 解析:盐酸左氧氟沙星为将喹诺酮1位和8位成环得到含有手性吗啉环的药物,药用左旋体。A为盐酸洛美沙星,B为莫西沙星,C为加替沙星,E为盐酸环丙沙星。故本题选D。

20. 解析:口服乳剂的特点:①乳剂中液滴的分散度很大,药物吸收快、药效发挥快及生物利用度高。②O/W型乳剂可掩盖药物的不良气味并可以加入矫味剂。③减少药物的刺激性及毒副作用。④可增加难溶性药物的溶解度,如纳米乳,提高药物的稳定性,如对水敏感的药物。⑤油性药物制成乳剂后,其分剂量准确,使用方便。故本题选B。

21. 解析:口崩片(亦称口腔崩解片)系指在口腔内不需要用水即能迅速崩解或溶解的片剂。其吸收快,生物利用度高;服用方便,患者顺应性高;胃肠道反应小,副作用低;减少了肝脏的首过效应。根据药物类型不同在体内的代谢不同,体内有蓄积作用与所制备的剂型无关。故本题选E。

25. 解析:脂质体作为一种具有多种功能的药物载体,可包封水溶性和脂溶性两种类型的药物。药物被脂质体包封后的特点有①靶向性和淋巴定向性药物。②缓释和长效性。③细胞亲和性与组织相容性。④降低药物毒性。⑤提高药物稳定性。故本题选A。

26. 解析:按照《中国药典》大体积注射液项下

质量要求,逐项检查。主要有可见异物、不溶性微粒检查、热原或细菌内毒素检查、无菌检查、含量测定、pH测定及检漏等。故本题选D。

27.解析:贴剂通常由含有活性物质的支撑层和背衬层及覆盖在药物释放表面上的保护层组成。背衬层主要由不易渗透的铝塑复合膜、玻璃纸、尼龙或醋酸纤维素等材料制成,用来防止药物的挥发和流失。故本题选E。

28.解析:抛射剂一般可分为氯氟烷烃(俗称氟利昂,已不用)、氢氟烷烃、碳氢化合物及压缩气体四大类。气雾剂系指原料药物或原料药和附加剂与适宜的抛射剂共同装封于具有特制阀门系统的耐压容器中,使用时借助抛射剂的压力将内容物呈雾状物喷出,用于肺部吸入或直接喷至腔道黏膜及皮肤的制剂。故本题选A。

31.解析:药物分布是可逆的过程,当药物对某些组织有很强的亲和性时,药物从该组织中返回血液循环的速度比进入该组织的速度慢,连续应用时该组织中的药物浓度逐渐升高,这种现象称为蓄积。故本题选D。

32.解析:治疗药物监测的主要目的是通过灵敏可靠的方法,检测患者血液或其他体液中的药物浓度,获取有关药动学参数,应用药动学理论,指导临床合理用药方案的制定和调整,以及药物中毒的诊断和治疗,以保证药物治疗的有效性和安全性。治疗药物监测,对于深入研究患者用药后药物的体内过程、明确血药浓度与临床疗效的关系、提高药物疗效、保证临床用药的安全性和有效性等具有重要意义。其临床意义简单归纳如下:①指导临床合理用药、提高治疗水平。②确定合并用药的原则。临床上合并用药引起药源性疾病或导致药物中毒的报道不少,开展TDM研究药物的相互作用,对确定合并用药原则具有重要意义。③用于药物过量中毒的诊断。开展TDM对防止药物过量中毒和药物急性过量中毒的诊断具有重要意义。故本题选D。

33.解析:生物等效性是指在相似的试验条件下单次或多次给予相同剂量的试验药物后,受试制剂中药物的吸收速度和吸收程度与参比制剂的差异在可接受范围内,反映其吸收程度和速度的主要药动学参数无统计学差异。故本题选A。

36.解析:竞争性拮抗药使激动药的量-效曲线平行右移,但其最大效应不变。例如,阿托品是乙酰胆碱的竞争性拮抗药,可使乙酰胆碱的量-效曲线平行右移,但不影响乙酰胆碱的效能。故本题选D。

37.解析:在人类基因组的三种遗传多态性中,单核酸多态性是分布最广泛、含量最丰富、最稳定的一种可遗传的变异,广泛分布于基因的外显子、内含子或基因间区,通过影响基因的表达水平或所编码蛋白的氨基酸组成和功能而发挥作用。故本题选C。

39.解析:磺胺类、伯氨喹等药物可使红细胞中的血红蛋白转变成高铁血红蛋白引起高铁血红蛋白血症,红细胞内血红蛋白的再生跟不上,导致血液输氧能力明显降低。故本题选B。

40.解析:药物的治疗作用是指患者用药后所产生的符合用药目的达到防治疾病的作用。药物的治疗作用有利于改变患者的生理、生化功能或病理过程,使患病的机体恢复正常。根据药物所达到的治疗效果,可将治疗作用分为对因治疗、对症治疗和补充治疗。故本题选A。

[45~48]解析:介电常数低的丙二醇(60%)可使巴比妥钠注射剂稳定。故45题选A。硫酸锌滴眼剂中加少量硼酸使溶液呈弱酸性,作用是防止硫酸锌水解。故46题选B。青霉素易水解,故制成粉针剂。故47题选B。维生素A制成微囊是为了防止药物氧化。故48题选C。

[49~51]解析:根据药物的解离常数(pK_a)可以决定药物在胃和肠道中的吸收情况,同时还可以计算出药物在胃液和肠液中离子型和分子型的比率。弱酸性药物如水杨酸和巴比妥类药物在酸性的胃液中几乎不解离,呈分子型,易在胃中吸收。故49题选A。弱碱性药物如奎宁、麻黄碱、氨苯砜、地西泮在胃中几乎全部呈解离形式,很难被吸收;而在肠道中,由于pH比较高,容易被吸收。故50题选B。碱性极弱的咖啡因和茶碱,在酸性介质中解离也很少,在胃中易被吸收。强碱性药物如胍乙啶在整个胃肠道中多是离子化的,以及完全离子化的季铵盐类和磺酸类药物,消化道吸收很差。故51题选C。

[52~54]解析:离子-偶极、偶极-偶极相互

作用通常见于羰基类化合物,如乙酰胆碱和受体的作用。故 52 题选 C。共价键键合是一种不可逆的结合形式,与发生的有机合成反应相类似。共价键键合类型多发生在化学治疗药物的作用机制上,例如烷化剂类抗肿瘤药物与 DNA 中鸟嘌呤碱基形成共价结合键,产生细胞毒活性。故 53 题选 A。药物与生物大分子通过氢键相结合的例子在药物的作用中比比皆是,如磺酰胺类利尿药通过氢键和碳酸酐酶结合,其结合位点与碳酸和碳酸酐酶的结合位点相同。故 54 题选 B。

[73~76]解析:药物及其代谢产物排出体外的过程称排泄。故 73 题选 D。药物在体内吸收、分布的同时可能伴随着化学结构上的转变,这就是药物的代谢过程,药物代谢又称生物转化。故 74 题选 C。吸收是药物从给药部位进入体循环的过程。故 75 题选 A。药物的分布是指药物从给药部位吸收进入血液后,由循环系统运送至体内各脏器组织的过程。故 76 题选 B。

[83~85]解析:半数有效量(ED_{50})是指引起 50%阳性反应(质反应)或 50%最大效应(量反应)的浓度或剂量。故 83 题选 C。效能是指在一定范围内,增加药物剂量或浓度,其效应强度随之增加,但效应增至最大时,继续增加剂量或浓度,效应不能再上升,此效应为一极限,称为最大效应,也称效能。故 84 题选 B。最小有效浓度是指引起药物效应的最低药物浓度,亦称阈浓度。故 85 题选 E。

[95~98]解析:安全性检查的项目有"异常毒性""热原""细菌内毒素""无菌""升压物质""降压物质"及"过敏反应"等。故 98 题选 E。有效性检查的项目通常为和药物的疗效有关,但不能通过其他分析有效控制的项目。如含氟的有机药物因氟为其有效基团,要检查"含氟量"。故 97 题选 C。均一性检查主要是检查制剂的均匀程度,如片剂等固体制剂的"重量差异""含量均匀度检查法"等。故 95 题选为 D。纯度检查是检查项下的主要内容,是对药品中的杂质进行检查。故 96 题选 A。

[99~100]解析:A 为甲氧氯普胺。故 99 题选 A。B 为盐酸昂丹司琼。故 100 题选 B。C 为多潘立酮。D 为格拉司琼。E 为盐酸阿扎司琼。

104.解析:患者服用双香豆素类的抗凝血药,同服苯巴比妥(肝药酶诱导剂),由于苯巴比妥可使抗凝药的血药浓度下降,抗凝作用减弱,表现为凝血酶原时间缩短,故这两类药物合用时,需用较大剂量才能维持治疗效果。适宜的联合用药,可增效、降低或减少药物不良反应、延缓机体耐受性或病原体的耐药性,缩短疗程,从而提高药物治疗作用。结合型药物相当于一个"药库",可转化为游离型药物,发挥作用。改变组织分布量属于影响药物分布的因素。故本题选 C。

107.解析:阿司匹林可抑制环氧酶合成,减少 PG(前列腺素)合成,PG 为内源性致炎物质。阿司匹林分子中酯键水解,产生水杨酸。由于水杨酸结构中有酚羟基,在空气中久置,易氧化成一系列淡黄、红棕甚至深棕色的醌型有色物质。故本题选 B。

110.解析:过敏性休克时心肌收缩力减弱,小血管扩张,毛细血管通透性增加,引起血压下降。而肾上腺素可加强心肌收缩,加速传导,加速心率,提高心肌的兴奋性,同时可收缩血管。丙磺舒主要通过肾脏球小管主动分泌排泄,而青霉素约 90%以原型亦经肾小管分泌,两者竞争排泄通道。合用时前者抑制肾小管对青霉素的分泌,能提高青霉素的血药浓度和延长其半衰期。故本题选 E。

112.解析:按分散体系分类指按剂型的分散特性,即根据分散介质中存在状态的不同及分散相在分散介质中存在的状态特征不同进行分类,利用物理化学等理论对有关问题进行研究,基本上可以反映出剂型的均匀性、稳定性及制法的要求。主要分类有:①真溶液类:如溶液剂、糖浆剂、甘油剂、溶液型注射剂等。②胶体溶液类:如溶胶剂、胶浆剂。③乳剂类:如口服乳剂、静脉乳剂、乳膏剂等。④混悬液类:如混悬型洗剂、口服混悬剂、部分软膏剂等。⑤气体分散类:如气雾剂、喷雾剂等。⑥固体分散类:如散剂、丸剂、胶囊剂、片剂等普通剂型。这类制剂在药物制剂中占有很大的比例。⑦微粒类:药物通常以不同大小的微粒呈液体或固体状态分散,主要特点是粒径一般为微米级(如微囊、微球、脂质体等)或纳米级(如纳米囊、纳米粒、纳米脂质体等)。故本题选 ABCDE。

113.解析:手性药物的对映体之间药物活性差异主要有:具有等同药理活性和强度;产生相同药理活性,但强弱不同;一个有活性,一个没有活性;产生相反的活性;产生不同类型的药理活性。故本题选 ABCDE。

114.解析:第Ⅱ相生物转化常见的有与葡萄糖醛酸的结合反应,与硫酸的结合反应,与氨基酸(甘氨酸)的结合反应,与谷胱甘肽的结合反应,甲基化结合反应,乙酰化结合反应。故本题选 ABCDE。

115.解析:吗啡及其盐类的化学性质不稳定,在光照下即能被空气氧化变质,这与吗啡具有苯酚结构有关,氧化可生成伪吗啡和 N-氧化吗啡。伪吗啡亦称双吗啡,是吗啡的二聚物,毒性增大。故本品应避光、密封保存。吗啡在酸性溶液中加热,可脱水并进行分子重排,生成阿扑吗啡,少数发生 N-去甲基化生成去甲吗啡。故本题选 ABCD。

116.解析:热原是微生物的代谢产物,热原的污染途径与微生物的污染直接相关。①溶剂带入:这是注射剂被热原污染的主要途径。如注射用水在制备时操作不当或蒸馏水器结构不合理,或贮存时间较长都有可能使蒸馏水中带有热原。因此,注射剂的配制,要注意溶剂的质量,最好是新鲜制备的溶剂。②原辅料带入:原辅料本身质量不符合要求,特别是用生物方法制造的辅料易滋生微生物,贮存时间过长或包装不符合要求甚至破损,均易受到微生物污染而导致热原产生。③容器或用具带入:制备无菌制剂时所用的用具、管道、装置、灌装容器,如果未按 GMP 要求认真清洗处理,均易使药液污染而导致热原产生。因此,在相关工艺过程中涉及的用具、器皿、管道及容器,均应严格按 GMP 要求认真清洗处理,合格后方能使用,以防止热原污染。④制备过程带入:制备过程中洁净度不符合无菌制剂的要求,操作时间过长,产品灭菌不及时或不合格,工作人员未严格执行操作规程,这些因素都会增加微生物的污染机会而产生热原。因此,在无菌制剂制备的各个环节中,都必须严格按 GMP 规定操作,并尽可能缩短生产周期。⑤使用过程带入:由于注射器具的污染而造成的不良后果。输液在临床使用时所用的相关器具必须无菌、无热原,这

也是防止热原反应发生所不能忽视的环节。故本题选 ABCD。

117.解析:贴剂的优点:①避免了口服给药可能发生的肝首过效应及胃肠灭活,药物可长时间持续扩散进入血液循环,提高了治疗效果。②维持恒定有效的血药浓度,增强治疗效果,减少胃肠给药的副作用。③延长作用时间,减少用药次数,改善患者用药顺应性。④患者可以自行用药,适用于婴幼儿、老人和不宜口服给药及需长期用药的患者。⑤发现副作用可随时中断给药。故本题选 ABC。

118.解析:被动转运是物质从高浓度区域向低浓度区域的转运。转运速度与膜两侧的浓度差成正比,转运过程不需要载体,不消耗能量。膜对通过的物质无特殊选择性,不受共存的其他物质的影响,即无饱和现象和竞争抑制现象,一般也无部位特异性。药物大多数以这种方式通过生物膜。被动转运包括滤过和简单扩散。故本题选 AC。

119.解析:依赖性是在长期应用某种药物后所造成的一种强迫要求连续或定期使用该药的行为或其他反应,其目的是感受药物的精神效应,或避免由于停药造成身体不适。依赖性可分为生理依赖性和精神依赖性。生理依赖性又称躯体依赖性,是指中枢神经系统对长期使用的药物所产生的一种身体适应状态;一旦停药,将发生一系列生理功能紊乱,称为戒断综合征。精神依赖性是指多次用药后使人产生欣快感,导致用药者在精神上对所用药物有一种渴求连续不断使用的强烈欲望,继而引发强迫用药行为,以获得满足和避免不适感,也称为成瘾性。故本题选 ABCDE。

120.解析:药物能与内源性靶点分子(如受体、酶、DNA、大分子蛋白、脂质等)结合,通过抑制或者激活受体;进入机体后对酶系统具有直接作用,可影响其生成或改变其活性;与机体内功能蛋白相互作用而改变其构象或结构可导致蛋白功能受到损伤;影响 DNA 的模板功能。故本题选 ABCDE。